Christiane Kührt · Nicola Wille

Jin Shin Jyutsu ganz weiblich

Sanfte Selbsthilfe durch Heilströmen

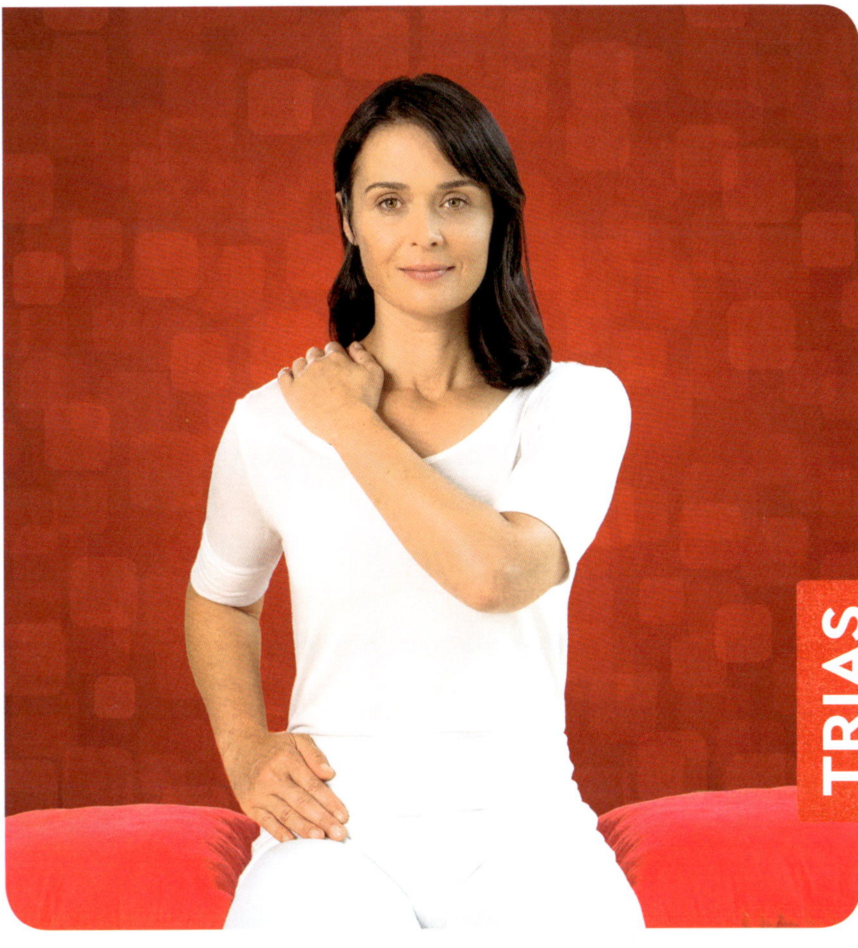

TRIAS

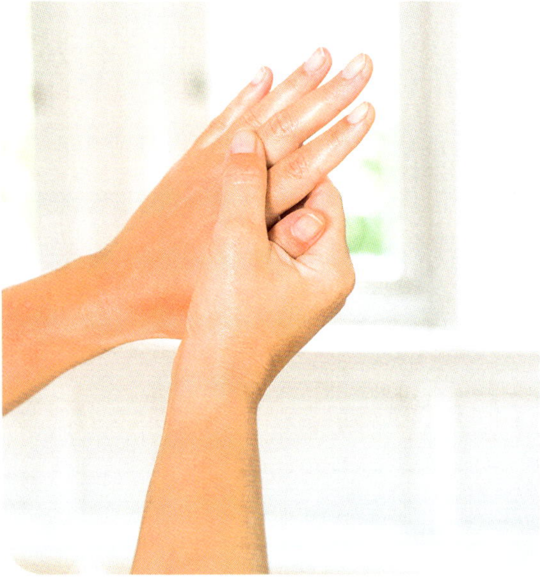

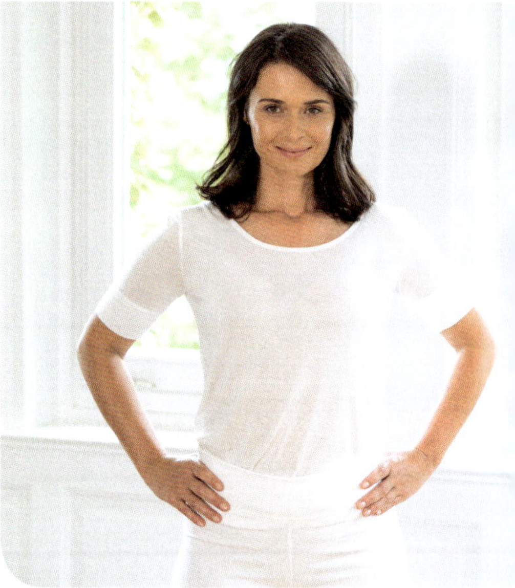

Kührt · Wille

Jin Shin Jyutsu ganz weiblich

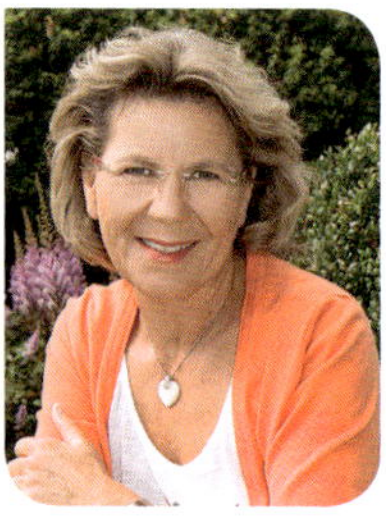

Christiane Kührt ist freie Journalistin und Autorin. Sie studierte Kommunikationswissenschaften und beschäftigt sich schon seit über 20 Jahren intensiv mit alternativen Heilmethoden. Sie hat zahlreiche Selbsthilfekurse in Jin Shin Jyutsu absolviert und praktiziert Heilströmen als Selbst- und Familienhilfe mit Begeisterung und Erfolg.

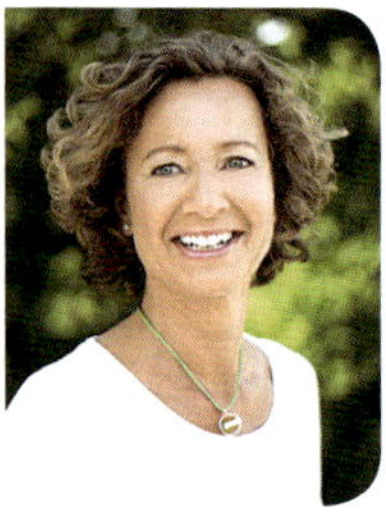

Nicola Wille ist staatlich anerkannte Masseurin und medizinische Bademeisterin. Schon in den 1980er Jahren belegte sie ihr erstes Jin-Shin-Jyutsu-Seminar bei Mary Burmeister, der Frau, die Jin Shin Jyutsu in die westliche Welt brachte, und praktizierte die Heilkunst in Rehakliniken, bis sie sich 1991 selbstständig machte. Neben Jin Shin Jyutsu bietet sie Kinesiologie und Coaching für Gesundheit und Bewusstsein an.

Die Autorinnen sagen: »Jin Shin Jyutsu bietet uns Frauen nicht nur die Möglichkeit, gesund zu bleiben, sondern auch gestärkt den Alltag mit seinen vielfältigen Herausforderungen zu meistern, ohne dass dabei die Weiblichkeit auf der Strecke bleibt. Statt sich immer mehr an männlichen Qualitäten zu orientieren und mithalten zu wollen, unterstützt uns Heilströmen dabei, wieder die weiblichen Qualitäten zu stärken, zu nutzen und wertzuschätzen. Und daraus lässt sich neue Kraft schöpfen – zunächst für uns selbst und dann auch für die Anderen.«

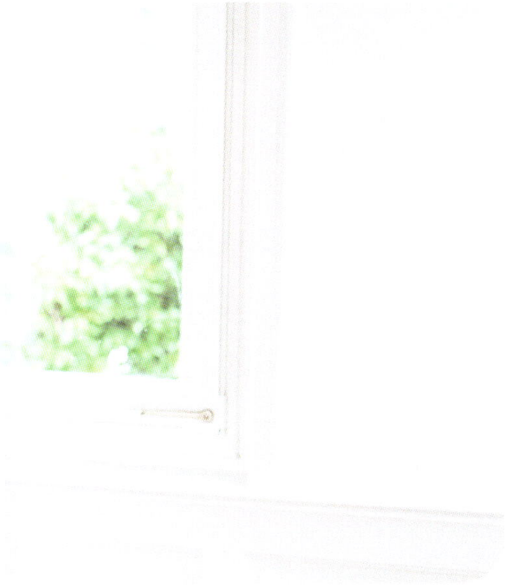

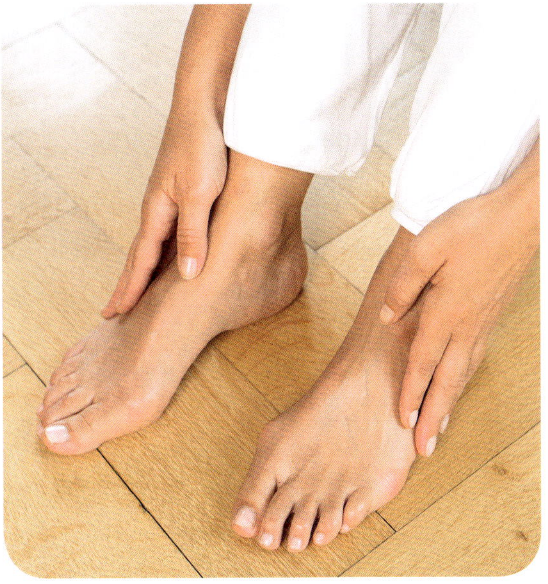

Exkurse

Liebe Leserin,

Jin Shin Jyutsu ist eine alte japanische Heilkunst, die Energieblockaden durch das Auflegen der Hände auf spezielle Körperpunkte auflöst. Als wir beide Jin Shin Jyutsu besonders schätzen gelernt haben, war jede von uns in einer anstrengenden Lebensphase.

Nicola durchlebte gerade eine Scheidung, hatte ihre kleine Tochter zu versorgen und gründete gleichzeitig eine eigene Praxis. Christiane baute mit Mann und zwei kleinen Kindern ein Haus und ihre journalistische Selbstständigkeit kam gerade richtig ins Rollen. Bei Nicola entwickelte sich eine hartnäckige Allergie und sie hatte, trotz Krankengymnastik, häufig Rückenschmerzen. Christiane plagte oft Migräne und sie bekam, trotz regelmäßiger Massagebehandlungen, ihre Nackenbeschwerden nicht in den Griff. Bei Nicola kamen zu Wut, Ärger und Stress Existenzängste hinzu. Und die Frage: »Wie schaff ich das?«, gleichzeitig der Vorsatz: »Ich zeig es euch!« Christiane war gar nicht bewusst, dass sie von ihren Gefühlen und Bedürfnissen abgeschnitten war, einfach nur auf die Zähne biss und funktionierte. Immer mit dem Gedanken: »Ich muss ja.«

Jede von uns fühlte sich in diesen Zeiten häufig überfordert und ausgelaugt. Das Leben war echt anstrengend und wir suchten nach Lösungen.

Regelmäßiges Strömen brachte Bewegung in unser Leben. Nicht nur die Beschwerden wurden leichter, sondern wir konnten auch nach und nach sehen, was allergische Reaktionen hervorrief und was Migräne, Rücken- oder Nackenschmerzen verursachte. Wir lernten durch Jin Shin Jyutsu zum einen, unsere Bedürfnisse besser wahrzunehmen. Zum anderen lernten wir, die Einstellungen zu hinterfragen, die wir zu bestimmten Themen in dieser Zeit hatten. Wieso wollten wir immer alles schaffen, warum wollten wir es anderen zeigen, weshalb hatten wir oft das Gefühl, Dinge tun zu müssen? Was steckte dahinter? Die Antworten darauf fanden wir im Jin Shin Jyutsu. Heilströmen wurde unser täglicher Begleiter und hilft uns bis heute, unseren Alltag leichter zu machen. Nicht nur, weil sich damit körperliche Beschwerden behandeln lassen, sondern auch, weil es durch Heilströmen möglich wird, belastende Gedanken und Gefühle zu wandeln. Das wiederum macht es leichter, motiviert und schwungvoll durch den Tag zu gehen.

Wir möchten mit unserem Buch dieses Wissen gerne mit Ihnen teilen.

Wir möchten unser Wissen vor allem mit Frauen teilen, denn in der Regel sind sie es, die aufgrund von Traditionen und gesellschaftlichen Anschauungen Mehrfachbelastungen zu meistern haben. Sie sind es auch, die dazu neigen, sich selber nicht so wichtig zu nehmen und sich hintanzustellen. Das hilft aber letztlich weder der Karrierefrau noch der Familienmanagerin weiter, sondern lässt uns resigniert, lust- und energielos zurück. Wir wissen, dass diese Heilkunst hilft, wieder mehr auf sich zu achten und dadurch auf Dauer gesund und ausgeglichener zu sein. Jin Shin Jyutsu hat uns durch unsere unterschiedlichen Lebensphasen begleitet und immer bereichert. Jetzt möchten wir Ihnen die Möglichkeit geben, diese wertvolle Heilkunst, die jeder ohne Vorkenntnisse anwenden kann, kennenzulernen. In diesem Buch lernen Sie, wie einfach und unkompliziert das ist. Und dass Dinge leicht gehen, das wünschen wir uns doch alle.

Beginnen Sie deshalb noch heute mit Jin Shin Jyutsu und strömen Sie sich gesund, kraftvoll und glücklich!

Nicola Wille und Christiane Kührt

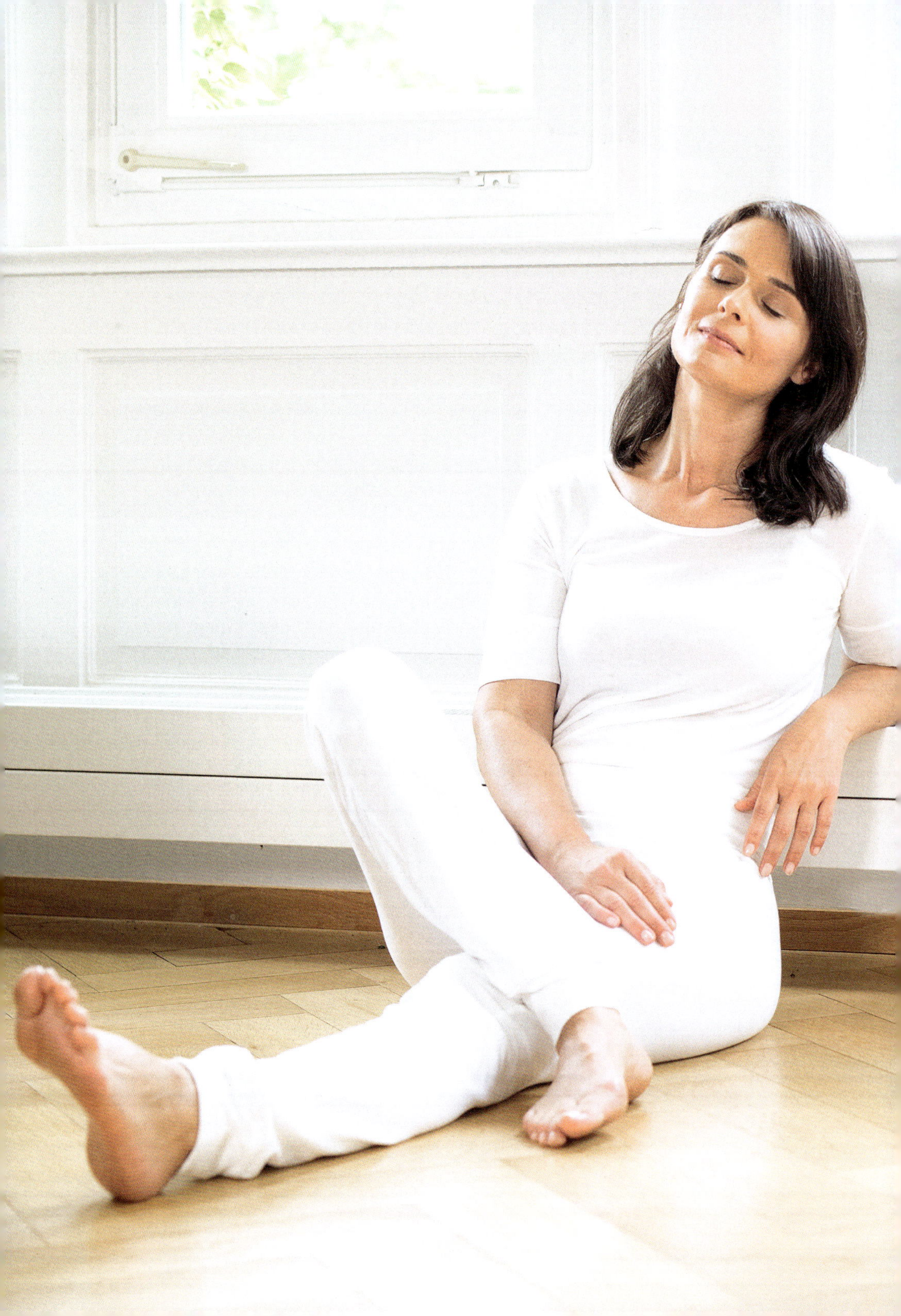

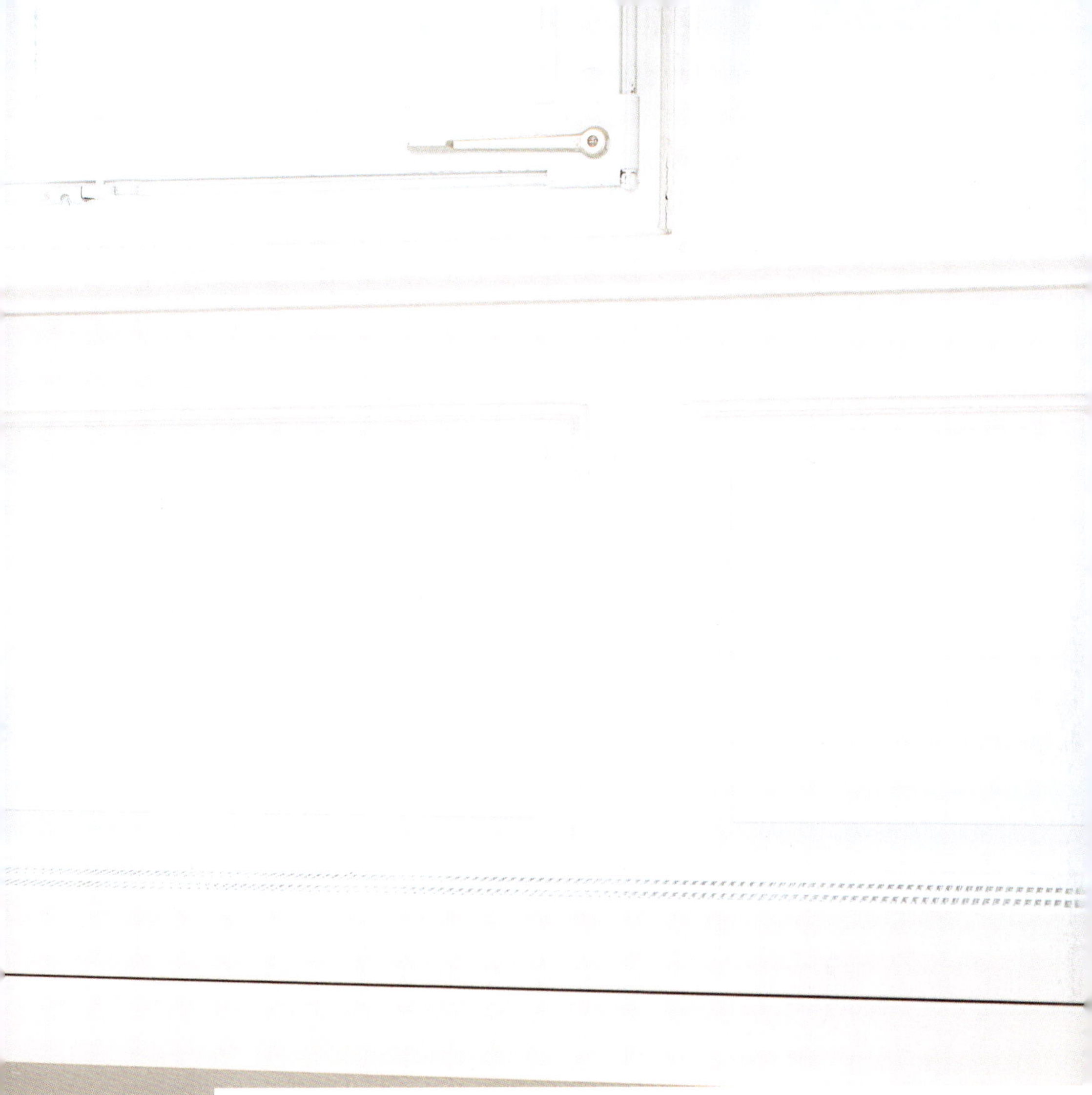

Jin Shin Jyutsu – mit den Händen heilen

Eigentlich kennen Sie die Grundidee von Jin Shin Jyutsu ja schon längst, denn der erste Impuls bei Schmerzen ist es, die Hände auf die betroffene Körperstelle zu legen.

Uraltes Heilwissen neu entdeckt

Schon seit Jahrtausenden wird die Heilkraft der Hände genutzt. Manches Wissen geriet in Vergessenheit, doch einiges wurde wiederentdeckt, so wie die Heilkunst Jin Shin Jyutsu.

Unsere Hände – unfassbar vielseitig

Hände besitzen die Fähigkeit zu feinsten Berührungen und Wahrnehmungen und machen es möglich, dass zwei Menschen über sie in Kontakt treten können. Mehr als 17.000 Fühlkörperchen und winzige Nervenenden in unseren Händen nehmen jede noch so leichte Berührung und Vibration wahr. Unsere Hände sind so sensibel, dass die Fingerbeere Eindrucktiefen von einem hundertstel Millimeter wahrnehmen kann.

Siebenundzwanzig Knochen und dreiunddreißig Muskeln verschaffen den Händen eine einzigartige Beweglichkeit. Nur der Mensch kann sowohl einen hauchdünnen Faden in ein Nadelöhr fädeln als auch schwere Steinblöcke aufschichten. Hände sind aber auch Spiegel unserer Seele. Fürchten wir uns, werden sie kalt und feucht. Haben wir Widerwillen gegen etwas, verkrampfen sie sich. Lieben wir einen Menschen, berühren sie ihn.

Mit den Händen können Sie auch spüren, wie Energie fließt. Probieren Sie es aus: Halten Sie Ihre Handflächen im Abstand von ein bis zwei Zentimetern kurze Zeit aneinander. Fühlen Sie die Energie?

Handauflegen – Heilkunst mit Tradition

Schon seit Jahrtausenden heilen die Menschen mit den Händen. Dafür gibt es zahlreiche Belege. Wandmalereien in den ägyptischen Königsgräbern und Höhlenmalereien in den Pyrenäen zeigen Frauen, die Kranken die Hände auflegen. Geschichten im neuen Testament erzählen: Jesus heilte die Menschen mit der Kraft seiner Hände.

Die Urvölker, so denkt man heute, hatten ein besonderes Gespür für ihren Körper und heilten intuitiv mit den Händen. Ihr Wissen gaben sie mündlich an ihre Nachkommen weiter, durch Völkerwanderungen verbreitete es sich. Dabei entwickelten sich unterschiedliche Methoden, so auch die Kunst des Jin Shin Jyutsu. Man geht übrigens davon aus, dass es solche Heilkünste früher auch in Europa gab. Aufzeichnungen darüber wurden möglicherweise zu Zeiten der Hexenverfolgung verbrannt.

Noch heute steckt das Wissen um die Heilkraft der Hände in uns. Babys werden ruhig, wenn man sie sanft berührt. Wer traurig ist oder Probleme hat, dem hilft es, wenn ihm jemand die Hand auf die Schulter legt. Die Heilwirkung unserer Hände spüren wir auch, wenn wir uns bei Kopfschmerzen instinktiv die Stirn halten, die Hände bei Bauchkrämpfen auf den Bauch legen oder bei Rückenschmerzen in die Hüften stemmen.

Durch die enormen Fortschritte der Schulmedizin wurden die alten Heilkünste verdrängt, gerieten immer mehr in Vergessenheit, wurden als altmodisch abgetan und als Aberglaube belächelt. Erst in den letzten Jahrzehnten besinnen sich die Menschen wieder auf ursprüngliche Behandlungsmethoden. Auch wenn die Schulmedizin viel zu bieten hat, fehlt oft der hilfreiche Blick auf den ganzen Menschen, den traditionelle Heilkünste selbstverständlich mit einbinden.

Jiro Murai – der Wiederentdecker alten Wissens

Der Japaner Jiro Murai wurde 1886 als Sohn eines wohlhabenden Arztes geboren. Sein großer Bruder setzte die Familientradition fort und studierte Medizin, Jiro Murai dagegen die Seidenraupenzucht. Er war ein junger Mann, der gerne alles bis zum Exzess ausprobierte, sich dem übermäßigen Essen und Trinken hingab und sogar Wettessen veranstaltete. Im Alter von 26 Jahren wurde er so schwer krank, dass die Ärzte ihn als unheilbar aufgaben.

In seiner Not begann Murai, sich mit den großen Meistern der Geschichte zu befassen. Er hatte gelesen, dass manche durch Meditation und die Heilkraft der Hände Wunder erfahren hätten. Er bat seine Familie, ihn auf eine Berghütte zu tragen und ihn acht Tage dort allein zu lassen. Dort fastete und meditierte Murai. Und er probierte verschiedene Fingerpositionen, sogenannte Mudras, an sich aus. Er war fasziniert von dem, was mit seinem Körper passierte. Er verlor immer wieder das Bewusstsein, es wurde ihm von

Tag zu Tag kälter, bis es ihm auf einmal so heiß wurde, als steckte er in einem Ofen. Nach der Hitze – so berichtete er später – empfand er plötzlich enorme innere Ruhe. Als seine Familie wieder zu ihm kam, war er gesund.

Die Entwicklung der Heilkunst Jin Shin Jyutsu

Durch sein eigenes Leiden hatte Jiro Murai verstanden, dass Krankheiten aus einem Ungleichgewicht entstehen. Er hatte an sich selbst gespürt, dass es mit bloßen Händen möglich ist, das Gleichgewicht wiederzufinden. Nach dieser Erfahrung widmete Jiro Murai sein Leben dem Heilen, erforschte die Menschen und ihre Krankheiten. Er suchte die Ursachen für Disharmonien, fand heraus, was die Lebensengerie blockiert und wie sich die Blockaden durch das Auflegen der Hände auf bestimmte Energiepunkte lösen lassen.

Seine Einsichten und Erkenntnisse gewann Jiro Murai, neben seinen langjährigen praktischen Untersuchungen, durch das Studieren unterschiedlicher, teils uralter Quellen. Denn zum Dank für eine Behandlung gewährte ihm der japanische Kaiser Zugang zur alten kaiserlichen Bibliothek. Für Jiro Murai eine wahre Schatztruhe alten Wissens. Besonders inspirierten ihn das »Kojiki«, das Buch der alten Dinge, und die Grundgedanken der Traditionellen Chinesischen Medizin, die vor langer Zeit von China nach Japan gekommen war. In der Bibliothek stieß Murai auf eine uralte Heilmethode, die auf dem Handauflegen basierte und die Grundlagen für seine Heilkunst bildete, die er später Jin Shin Jyutsu nannte.

Was er auch immer in den alten Texten fand, überprüfte Jiro Murai in der Praxis. Lange Zeit beschäftigte er sich mit den Obdachlosen und Armen Tokios, studierte und behandelte ihre Krankheiten. Später reiste er durch Japan, und, egal wo er war, zeichnete er seine Studien unermüdlich auf. Überall konnte er sehen, dass Jin Shin Jyutsu die Lebensqualität verbessert und Leiden lindert.

Jiro Murai verließ Japan nie. Da er jedoch sein Wissen möglichst vielen zugänglich machen wollte, suchte er nach einem Menschen, der seine Kunst in die Welt tragen sollte. Als er Mary Burmeister kennenlernte, wusste er, dass sie die Richtige für seine Mission war.

Mary Burmeister – eine Frau mit Pioniergeist

Mary Burmeister, eine Amerikanerin japanischer Abstammung, wurde 1918 in Seattle im US-Staat Washington geboren. Mitte der 1940er Jahre ging sie, auf der Suche nach neuen Inspirationen, nach Japan, um die Kultur und das Heimatland ihrer Eltern und damit ihre Wurzeln kennenzulernen. Sie arbeitete als Übersetzerin und wollte Diplomatie studieren.

Im Hause eines gemeinsamen Freundes hörte sie einen Vortrag von Murai. Sie war begeistert von Murais spirituellem Wissen, von seinen Gedanken über die Zusammenhänge von Körper, Geist und Seele. Auch Jiro Murai war von der intelligenten, jungen Frau angetan und stellte ihr eine schicksalsträchtige Frage: »Möchten Sie bei mir etwas lernen, das Sie als Geschenk aus Japan mit nach Amerika nehmen können?« Als Mary mit »Ja« antwortete, wusste sie noch nicht, dass dieses Wort ihr Leben verändern sollte.

Zwölf Jahre lernte Mary Burmeister bei Jiro Murai. Sie wurde nicht nur seine Schülerin, sondern auch Botschafterin der Heilkunst Jin Shin Jyutsu, brachte diese erst in die USA und später dann nach Europa.

Der Anfang eines Lebenswerkes. 1954 zog Mary zurück nach Amerika, heiratete und widmete sich zunächst ihrer Familie und anderen Aufgaben. Erst 1963 – zwei Jahre nach dem Tod des Meisters Jiro Murai – begann sie, Jin Shin Jyutsu aktiv auszuüben. Zunächst waren es ihre Kinder und deren Freunde, die sie beispielsweise bei Bauchweh oder aufgeschlagenen Knien strömte. Allmählich stieg in ihrem Umfeld die Neugier, und so füllte sich ihr Wohnzimmer mit Menschen, die behandelt werden wollten. Mit dem wachsenden Interesse hielt sie zu Hause Vorträge und gab die ersten Selbsthilfekurse. Schon bald wurde das Wohnzimmer zu eng und sie fand neue Räumlichkeiten. Mit der Zeit bildete sie viele Schüler aus. Für Mary Burmeister war Jin Shin Jyutsu ein Lebenswerk, ein ständiges Erkennen und Erfahren, das die Heilkunst Schritt für Schritt weiterbrachte. Unermüdlich trugen sie selbst und ihre Schüler dieses Wissen in die Welt. So gibt es heute in über 20 Ländern Jin-Shin-Jyutsu-Therapeuten. Und viele davon wurden von Mary Burmeister selbst unterrichtet und begeistert.

Jeder, der mit Jin Shin Jyutsu in Berührung kommt, wird immer wieder die Worte hören: »Wie Mary sagt ...«. Ihre anschaulichen Zitate, inspirierenden Gedanken und Lebensweisheiten sind in einem gleichnamigen Buch von ihren Schülern veröffentlicht worden. Mary Burmeister unterrichtete ihre Heilkunst nicht nur, sie lebte sie. Deshalb ist sie bis heute der Inbegriff der Jin-Shin-Jyutsu-Physio-Philosophie. Mary Burmeister lebte bis zu ihrem Tod 2008 in Scottsdale, Arizona. Dort gründete sie auch die Jin-Shin-Jyutsu-Zentrale, die bis heute die weltweiten Jin-Shin-Jyutsu-Aktivitäten und Fortbildungen koordiniert. Und die Mary-Burmeister-Stiftung, deren Anliegen es ist, Menschen in Notlagen mit Jin Shin Jyutsu zu unterstützen. In Deutschland gibt es dafür den gemeinnützigen Verein, die »Deutsche Gesellschaft für Mary Burmeister Jin Shin Jyutsu e. V.«

Mit Mudras in fünf Minuten Energie tanken

Mudras sind Fingerpositionen, die Jiro Murai anwandte, um Körperenergien wieder in Schwung zu bringen. Nutzen Sie Mudras zwischendurch als kleines Fitnessprogramm für Ihr Wohlbefinden.

Die folgenden Mudras bauen Spannungen ab, fördern die Kreativität, geben neue Kraft, Lebendigkeit und Lebensfreude. Wählen Sie ein Mudra mit dem Thema aus, für das Sie gerade Unterstützung benötigen. Halten Sie es für mindesten drei Minuten. Mudras lassen sich leicht anwenden und nebenbei ganz unbemerkt halten. Praktisch, weil man sich dann sogar unterwegs oder im Büro etwas Gutes tun kann.

Bringt Vitalität Dieses Mudra löst allgemeine Alltagsermüdungen, macht vital und nimmt den Tagesstress. Es unterstützt auch dabei, Sorgen, Ängste und Ärger aufzulösen.

So wird's gemacht: Den rechten Daumen auf den Handrücken der linken Hand über den linken Daumen, Zeige- und Mittelfinger legen. Die übrigen Finger der rechten Hand liegen auf der Innenfläche der linken Hand. Nach etwa drei Minuten wechseln und die Fingerposition mit der anderen Hand halten.

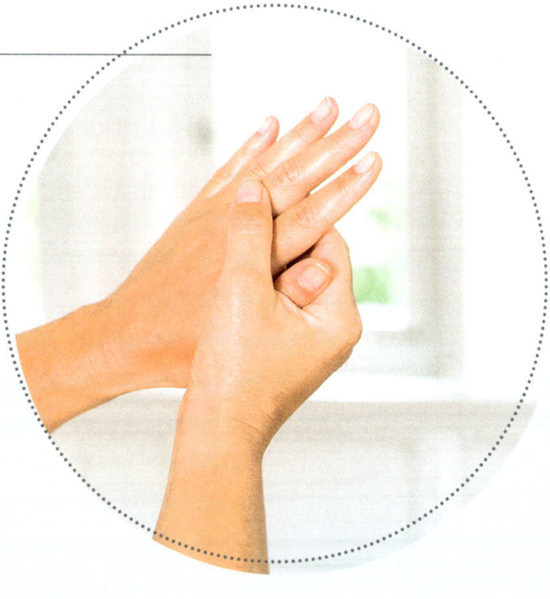

Für gute Nerven Eine Fingerposition, die die Nerven beruhigt, die Lebensfreude stärkt, fröhlich und kreativ macht.

So wird's gemacht: Den rechten Daumen auf die Innenseite des linken Ringfingers und kleinen Fingers legen. Die übrigen Finger der rechten Hand liegen auf der Rückseite der Hand. Nach etwa drei Minuten wechseln und die Fingerposition mit der anderen Hand halten.

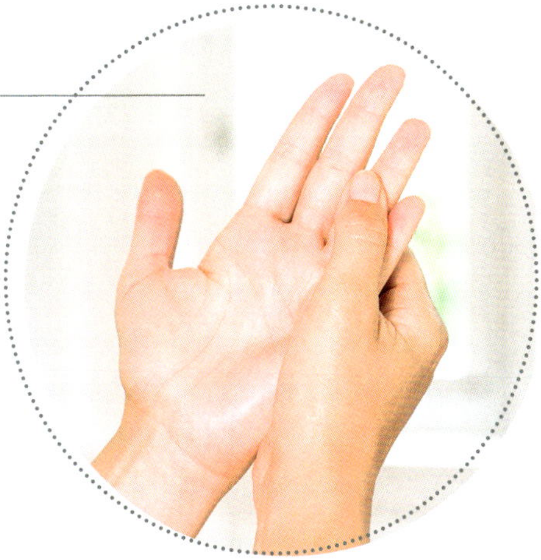

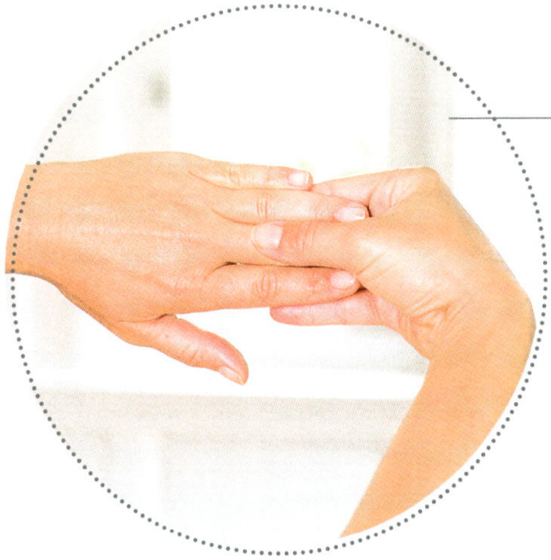

Für neue Frische Diese Fingerhaltung unterstützt das Einatmen. Es hilft dabei, tief Luft zu holen, um wieder Energie für Neues zu bekommen.

So wird's gemacht: Den rechten Daumen der Länge nach auf den linken Mittelfingerrücken legen. Die übrigen Finger der rechten Hand auf die Innenseite der Hand legen. Nach etwa drei Minuten wechseln und die Fingerposition mit der anderen Hand halten.

Hilft, loszulassen Diese Fingerposition erleichtert das Ausatmen und hilft dabei, Frust, Ärger und alles, was belastet, auszuatmen und damit loszulassen.

So wird's gemacht: Den rechten Daumen der Länge nach auf die Innenseite des linken Mittelfingers legen. Die übrigen Finger der rechten Hand auf die Rückseite der linken Hand legen. Nach etwa drei Minuten wechseln und die Fingerposition mit der anderen Hand halten.

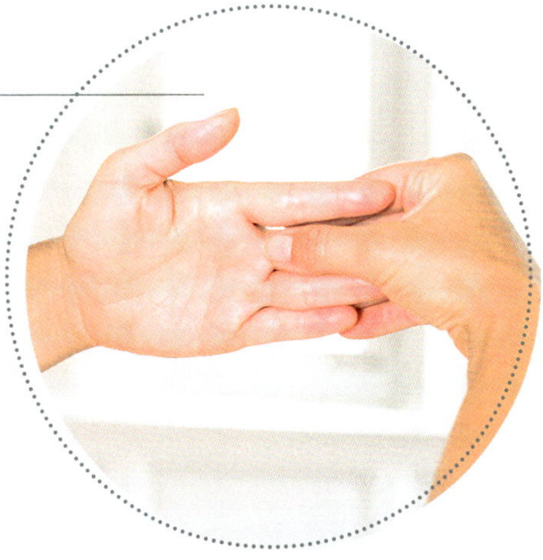

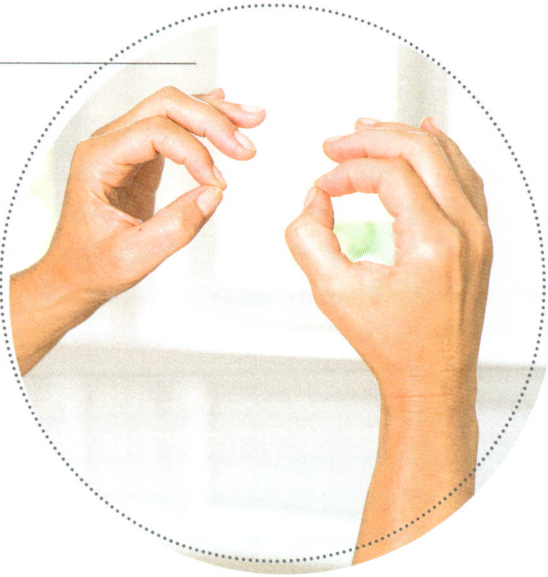

Gegen Stress Diese Fingerhaltung wirkt entspannend und klärt den Geist. Sie ist ausgleichend in hektischen Momenten und in stressigen Situationen.

So wird's gemacht: Die Kuppe des rechten Daumens an die Kuppe des rechten Zeigefingers legen, sodass dabei ein Ring entsteht. Gleichzeitig die Kuppe des linken Daumens an die Kuppe des linken Zeigefingers legen. Diese Fingerpositionen mindestens drei Minuten halten.

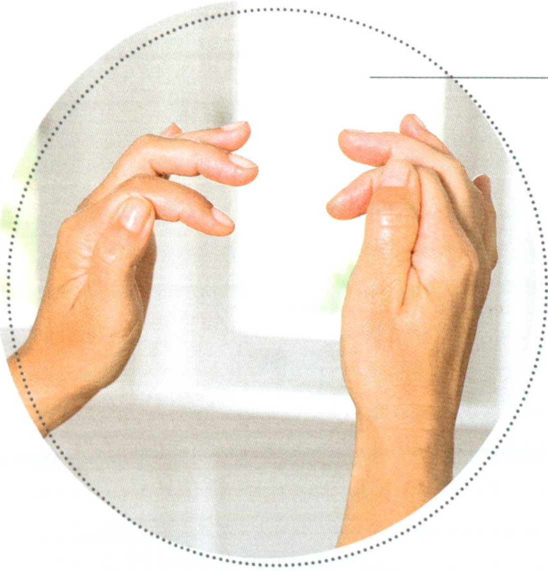

Für die Power Dieses Mudra gibt neue Kraft. Halten Sie es immer dann, wenn Sie Sich niedergeschlagen und energielos fühlen.

So wird's gemacht: Rechte Daumenkuppe seitlich an das mittlere Glied des rechten Zeigefingers legen. Gleichzeitig die linke Daumenkuppe seitlich an das mittlere Glied des linken Zeigefingers legen. Diese Positionen mindestens drei Minuten halten.

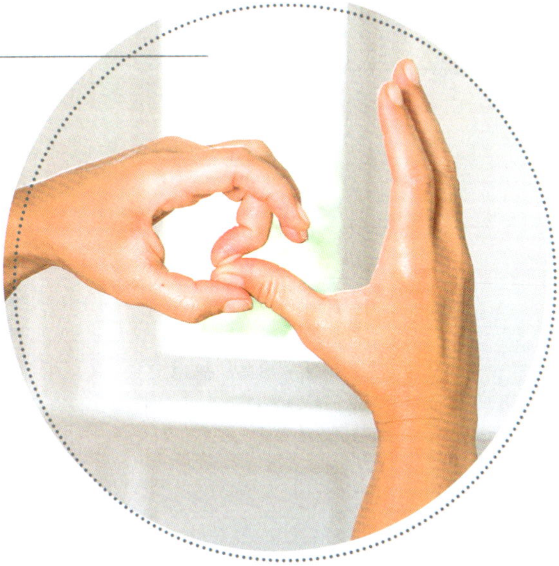

Für gute Laune Sie sind heute irgendwie schlecht drauf? Diese Fingerposition hebt die Stimmung und bringt Sie damit gut durch den Tag.

So wird's gemacht: Rechte Daumenkuppe auf den linken Mittelfingernagel legen und dabei die linke Daumenkuppe auf den rechten Daumennagel legen. Nach etwa drei Minuten wechseln und die Fingerposition mit der anderen Hand halten.

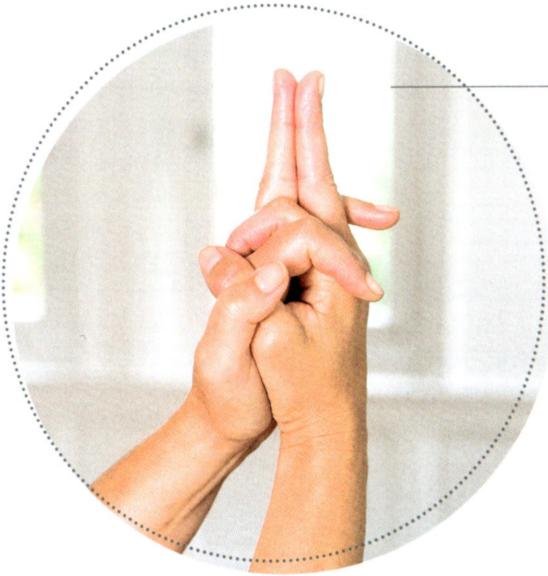

Fürs innere Gleichgewicht Ein Mudra, das ausgleichend wirkt und damit mehr Zufriedenheit und Harmonie in den Tag bringen kann.

So wird's gemacht: Falten Sie die Hände, wie zum Gebet. Nun strecken Sie beide Mittelfinger gegeneinander nach oben. Diese Position mindestens drei Minuten halten.

Die Jin-Shin-Jyutsu-Physio-Philosophie

Jin Shin Jyutsu schafft die Grundlage für Gesundheit und Wohlbefinden: Die Heilkunst unterstützt dabei, Energieblockaden zu lösen und damit Körper, Geist und Seele in Einklang zu bringen.

Ein wichtiger Grundgedanke des Jin Shin Jyutsu ist in fast allen ursprünglichen Heiltraditionen zu finden: Es gibt eine Energie, die jedes Lebewesen durchdringt und Leben spendet. Egal ob Ayurveda, Akupunktur, Traditionelle Chinesische Medizin oder eben Jin Shin Jyutsu: All diese Heilmethoden gehen davon aus, dass die Lebensenergie immer gleichmäßig im Fluss sein muss.

Die Lebensenergie muss ungehindert fließen

Wie das Blut in den Blutbahnen seinen Kreislauf durch unser Inneres macht, so wird die Lebensenergie über sogenannte Energiebahnen gleichmäßig im Körper verteilt. Aus der Akupunktur kennen Sie solche Energiebahnen vielleicht schon unter der Bezeichnung »Meridiane«. Staut sich die Lebensenergie irgendwo in den Energiebahnen, bekommt der Organismus Probleme. Nur wenn sie gleichmäßig und ungehindert fließen kann, ist der Körper in Harmonie, nur dann geht es uns gut.
Dabei ist auch bewusstes Atmen wichtig, denn über den Atem holen wir uns die Lebensenergie. Über ihn können wir den Körper entspannen, ins Gleichgewicht bringen und Blockaden lösen. »Da muss ich erst einmal tief durchatmen«, sagen wir, wenn wir etwas Unangenehmes zu hören bekommen oder Berge von Arbeit vor uns sehen. Durch das Ausatmen entladen wir angestaute, negative Energie, angehäuften Stress. Mit jedem Einatmen erhalten wir neue, belebende Energie.

Blockierte Energie macht krank

Stellen Sie sich den Lauf eines Flusses vor: Das Wasser sucht sich seinen Weg von der Quelle bis zur Mündung in ein Gewässer. An manchen Stellen des Flusses können sich mit der Zeit zum Beispiel Steine, Treibholz oder Blätter ansammeln. Häufen sich die Hindernisse, kann das Wasser nicht mehr frei laufen, es ändert sich das Fließverhalten und das Wasser kommt nur zum Teil dort an, wo es hinsollte. Es entsteht ein Ungleichgewicht. Jetzt ist es nötig, dafür zu sorgen, dass die Hindernisse wieder mit dem Strom weiterschwimmen können.

Mit den Energiebahnen des Körpers verhält es sich ähnlich. Sind die Energieströme irgendwo im Körper blockiert, sind sie in ihrem Fluss behindert, kommt der Mensch aus dem Gleichgewicht und kann krank werden. Solche Blockaden lassen sich im Jin Shin Jyutsu über sogenannte Sicherheitsenenergieschlösser, das sind spezielle Energiepunkte auf dem Körper, lösen.

Ursachen für Energiestau

Es sind zum Beispiel schlechte Ernährung, zu wenig Schlaf, Wettereinflüsse, Stress, Gifte oder genetische Kriterien, die den Energiefluss behindern, ins Ungleichgewicht bringen und in Ordnung gebracht werden müssen, damit durch die Blockaden kein Schaden entsteht. Im Jin Shin Jyutsu geht man aber im Besonderen davon aus, dass der Energiefluss durch bestimmte Einstellungen blockiert wird. Und zwar, wenn Sorge, Angst, Wut, Kummer, Trauer oder Verstellung zu Grundeinstellungen werden. Wer sich etwa ständig Sorgen macht, sich täglich über etwas ärgert oder häufig nach außen hin lacht oder gute Miene zeigt, obwohl es ihm gar nicht danach zumute ist, sich also verstellt, der bringt seinen Körper in Disharmonie. Beschwerden und Krankheiten können entstehen.

Auf Körpersignale achten

Wer aufmerksam mit sich umgeht, weiß: Krankheit ist nie sofort da, sie kündigt sich immer an. Wer häufig genervt oder unzufrieden ist, sich oft überlastet fühlt oder einfach nur immer wieder das Gefühl hat, nicht ganz auf der Höhe zu sein, der ist auch nicht im Gleichgewicht. Der Körper reagiert, sendet uns ein Alarmsignal. Wir ignorieren erste Beschwerden gerne. Denken: »Ach, das wird schon wieder«, »Dafür hab ich jetzt keine Zeit.« Die Beschwerden fangen ja auch harmlos an: Man fühlt sich vielleicht unwohl oder es zwickt irgendwo. Bald tut es schon ein wenig, danach mehr weh, und erst zuletzt wird man richtig krank. Wer also bei den ersten Alarmsignalen des Körpers schon etwas tut, indem er Blockaden über die Energiepunkte löst, der hat gute Chancen, seinen Körper schnell wieder in Harmonie zu bringen und Krankheit zu vermeiden. Das ist Ziel der Jin-Shin-Jyutsu-Physio-Philosophie.

26 Energiepunkte für Gesundheit

Beim Durchfließen in den Energiebahnen passiert die Lebensenergie bestimmte Schaltstellen, im Jin Shin Jyutsu heißen sie Sicherheitsenergieschlösser oder Energiepunkte. Diese Schaltstellen verteilen die Energie im Körper gleichmäßig, sind Dreh- und Angelpunkte für Gesundheit, Bewusstsein und Vitalität. Staut die Energie irgendwo, blockieren die Sicherheitsenergieschlösser, um unseren Körper zu schützen, um anzuzeigen, dass etwas wieder in Ordnung gebracht werden will. Die Reaktion des Körpers darauf kann man spüren: Man fühlt sich unausgeglichen, weniger fit, unwohl, vielleicht sogar krank.

Jiro Murai fand auf jeder Körperseite 26 Sicherheitsenergieschlösser, Energiepunkte , die teils auf der Vorder-, teils auf der Rückseite des Körpers liegen (Seite 35). Jeder Energiepunkt steht mit bestimmten Organen, Körperpartien und mit bestimmten psychischen Aspekten – Gedanken, Einstellungen, Gefühlen – in Verbindung.

Durch das Berühren der Energiepunkte lösen sich Blockaden, die Sicherheitsenergieschlösser rasten wieder ein, die Energie kann wieder harmonisch fließen. Werkzeug hierfür sind beim Jin Shin Jyutsu die Hände, genauer gesagt die Finger, die diese Körperpunkte berühren. Das Hand- bzw. Fingerauflegen heißt beim Jin Shin Jyutsu »strömen«, umgangssprachlich wird die Behandlungsmethode auch »Heilströmen« genannt.

Mehr zum Strömen der Energiepunkte und eine genaue Anleitung dazu finden Sie im Praxisteil (ab Seite 28).

Die Hände geben Starthilfe

Die Hände wirken beim Heilströmen ähnlich wie ein Starterkabel beim Auto: Das Kabel ermöglicht, dass die Autobatterie in Schwung kommt, analog sorgen die Hände, genauer die Finger, dafür, dass die Lebensenergie zum Fließen kommt. Während beim Starten eines Autos etwas Energie verloren geht, verliert man bei der Starthilfe durch Jin Shin Jyutsu keine Energie. Ganz so schnell wie die Autobatterie kommt die Energie allerdings nicht in Schwung. Mindestens drei Minuten braucht ein Energiepunkt zum Zünden, um erst mal die Energie fließen zu lassen. Um Blockaden aufzulösen, braucht es natürlich mehr Zeit. Dafür ist häufigeres und tägliches Strömen angesagt.

Die Finger helfen doppelt

Die Finger sind, wie gesagt, zunächst einmal Starterkabel für die Sicherheitsenergieschlösser, für die 26 Energiepunkte. Immer, wenn Sie spüren, dass die Energie nicht richtig fließt, wenn Sie sich unwohl oder krank fühlen, legen Sie die

Finger auf die entsprechenden Energiepunkte, die Sie sich im Praxisteil für Ihre Beschwerde herausgesucht haben. Also wenn Sie zum Beispiel Kopf- oder Rückenschmerzen, Stress oder Stimmungsschwankungen plagen. Durch diese Behandlung stoßen Sie die Energie wieder an und lösen Blockaden auf.

Mit den Fingern lassen sich aber nicht nur die Energiepunkte strömen, man kann auch die einzelnen Finger strömen. Und das sollten Sie ruhig jeden Tag tun. Denn: Über das Strömen der Finger lassen sich zum einen die verschiedenen Einstellungen – Sorge, Angst, Wut, Kummer, Trauer, Verstellung und Verzweiflung – harmonisieren. Zum anderen erreichen Sie über das Strömen der Finger alle 26 Sicherheitsenergieschlösser und damit alle Körperfunktionen (siehe Praxisteil, Seite 28).

Fingerströmen ist erste Hilfe und bequeme, effiziente Gesundheitsvorsorge: Zum einen, weil das Fingerströmen so simpel ist – einfach jeden Finger mit den Fingern der anderen Hand locker umschließen. Zum anderen, weil man die Finger zu jeder Tageszeit und an jedem Ort strömen kann – zum Beispiel während des Fernsehens, beim Busfahren, ja sogar ganz unbemerkt in einem Gespräch. Mehr zum Strömen der Finger und eine genaue Anleitung dazu finden Sie im Praxisteil (ab Seite 28).

Jin Shin Jyutsu – eine Physio-Philosophie

*›› **Jin** heißt »wissender, mitfühlender Mensch«, **Shin** ist der »Schöpfer« und **Jyutsu** die »Kunst«. ‹‹*

»Die Kunst des Schöpfers für mich persönlich« interpretierte Mary Burmeister als »Die Kunst, mich selbst zu erkennen« und »Die Kunst, mir selbst zu helfen«. Denn: Jin Shin Jyutsu zeigt uns den Weg, unsere inneren Fähigkeiten wiederzuentdecken, um uns selbst zu helfen. Heilströmen kann dabei weit mehr als nur körperliche Beschwerden heilen. Wie alle ganzheitlichen Heilmethoden geht Jin Shin Jyutsu davon aus, dass Körper, Geist und Seele immer Hand in Hand gehen. Jedes Unwohlsein, jeder Schmerz hat auch einen psychischen Aspekt. Jin Shin Jyutsu hilft uns dabei, diese Zusammenhänge sichtbar zu machen, uns selbst zu erkennen und diese Erkenntnisse auch in neues Handeln umzusetzen. Deshalb ist diese Heilkunst Physiologie, Psychologie und Philosophie zugleich.

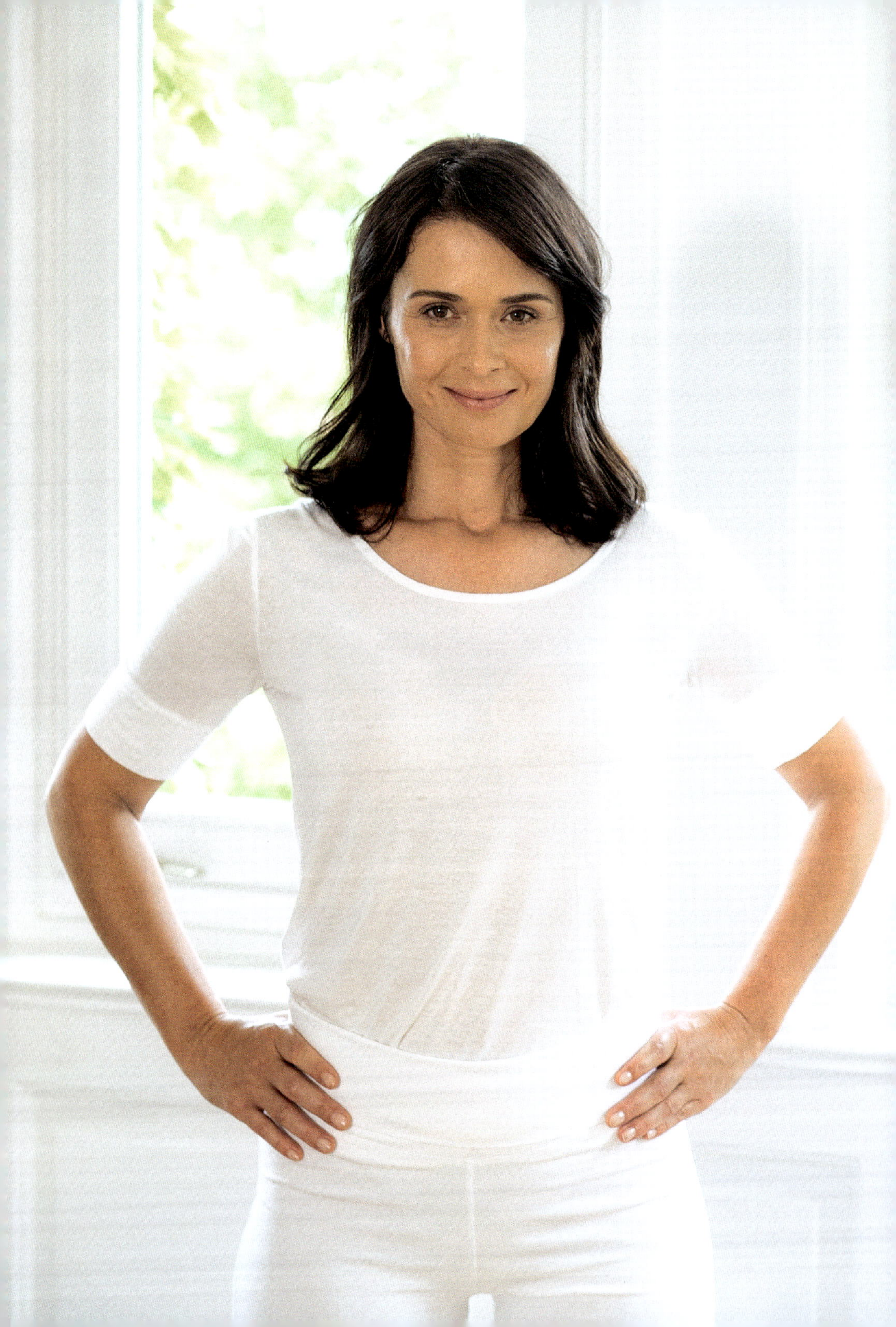

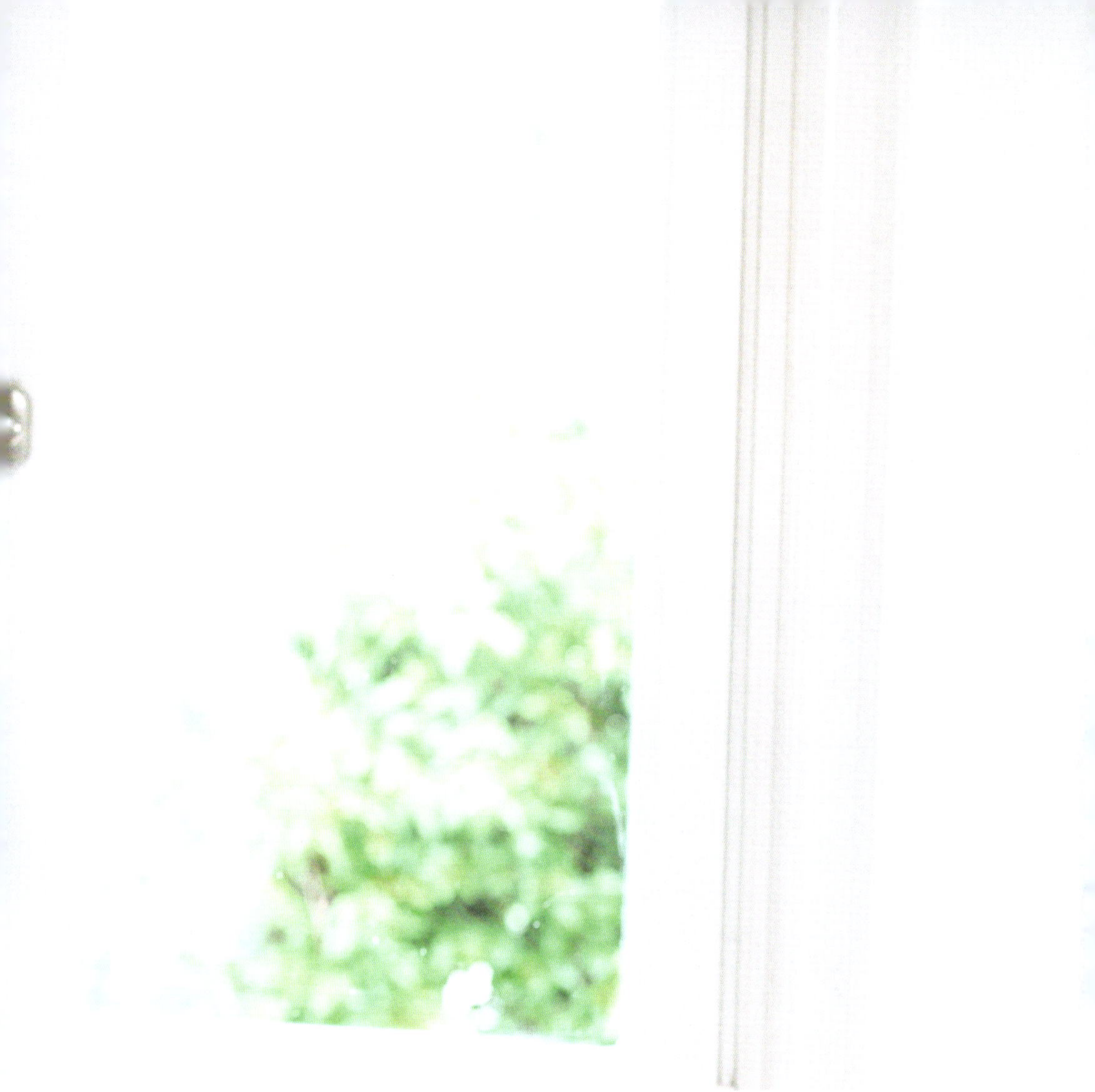

Die Kunst, sich selbst zu helfen

Jeder kann Jin Shin Jyutsu sofort und ohne Vorkenntnisse anwenden. Entdecken Sie die Heilkraft Ihrer Hände, und lernen Sie sich ganz nebenbei selbst besser kennen.

Frauenpower: Ström dich stark

Wenn uns im Alltag der Schwung fehlt oder wir uns überfordert fühlen, verhilft Heilströmen zu mehr Energie, Gelassenheit, Selbstbewusstsein und Stärke für die alltäglichen Anforderungen.

Was Frauen leisten und was sie belastet

Auch im 21. Jahrhundert ist die Rolle der Frau von alten Traditionen geprägt. Noch immer sind es hauptsächlich die Frauen, die sich um die Familie kümmern. Und zwar nicht nur um Partner und Kinder, sondern oft auch um Eltern und Schwiegereltern. Im Gegensatz zu früher wachsen Frauen heute in einer Gesellschaft auf, in der es üblich ist, dass Mütter berufstätig sind. Viele entscheiden sich nicht nur aus finanziellen Gründen dafür, zusätzlich einen Beruf auszuüben. Es geht oft um ein besseres Selbstwertgefühl, teilweise auch, weil die gesellschaftliche Anerkennung für die traditionelle Mutterrolle häufig fehlt. Nicht nur für Mütter ist die Berufswelt heute fordernder als früher – Stellenabbau, Digitalisierung und ständiger Fortschritt machen das Leben für alle weniger planbar. Man braucht Flexibilität und muss sich immer wieder auf Neues einstellen. Nicht zuletzt haben viele Frauen in ihrem beruflichen Vorankommen damit zu kämpfen, dass Männer oft bevorzugt und besser bezahlt werden.

Bei diesen vielen Anforderungen, denen man täglich begegnet, ist es wichtig, achtsam mit sich selbst umzugehen, um sich nicht dauerhaft gestresst, genervt und ausgelaugt zu fühlen. Denn negative Gefühle machen nicht nur unzufrieden und unglücklich, sie verursachen auch körperliche Beschwerden und machen auf lange Sicht krank.

Heilströmen im Alltag

Mit Jin Shin Jyutsu kann man nicht nur Kopf- oder Rückenschmerzen, Schulter- oder Nackenprobleme, Magenschmerzen oder Blasenentzündungen unterstützend selbst behandeln. Auch die Psyche lässt sich damit in Balance bringen. Etwa bei Stimmungsschwankungen, Sorgen und Ängsten, bei Überforderung, Ärger, Resignation und negativen Gedanken. Jin Shin Jyutsu wirkt auf allen Ebenen. Und weil jeder Energiepunkt mit bestimmten Organen, Körperpartien und Gefühlen in Verbindung steht, ermöglicht regelmäßiges Strömen nicht nur, auf Dauer körperlich gesund zu bleiben, sondern auch, sich selbst kennenzulernen und damit auf der psychischen Ebene mit Herausforderungen gut zurechtzukommen. Sich selbst besser kennenlernen heißt: die eigenen Bedürfnisse wahrzunehmen, sich zu fragen »was will ich wirklich und was will ich nicht?«. Es heißt aber auch, seine Grenzen zu sehen und die eigenen Widerstände zu erkennen. Somit bietet Heilströmen die Möglichkeit, offen für neue Sichtweisen zu sein, dadurch anders zu handeln und sich letztlich besser zu fühlen.

Mit Jin Shin Jyutsu sich selbst erkennen

Das Zusammenspiel von Körper, Geist und Seele zu erkennen, ist für Gesundheit und Wohlbefinden von enormer Bedeutung. Schon ein altes Sprichwort sagt: »Selbsterkenntnis ist der erste Schritt zur Besserung.«

Hier ein Beispiel: Sie sind im Nacken verspannt und strömen sich deshalb die Energiepunkte des Blasenstroms (Seite 106). Diese Körperpunkte entspannen und entlasten die Nackenpartie. Sie stehen aber, unter anderem, auch dafür, Belastungen loszulassen, wenn man sich zu viel aufgeladen hat. Das kann zum Beispiel zu viel Arbeit oder zu viel Verantwortung sein. Das Strömen dieser Energiepunkte behandelt zum einen das körperliche Symptom – die Verspannungen. Und es hilft gleichzeitig, die psychische Ursache, die die Beschwerde mit verursacht, zu erkennen und aufzulösen. Durch das Strömen kann die Energie wieder ungestört fließen: Die Verspannungen werden leichter, sie fühlen sich wohler und Sie können die Dinge wieder positiv angehen. Vielleicht können Sie erkennen, dass Sie sich zu viel aufgebürdet haben und werden dadurch schon beim nächsten Anflug von Verspannungen achtsam sein und »Gepäck« abladen, zum Beispiel Arbeit oder Verantwortung abgeben, damit sich die Beschwerde nicht wieder festsetzt.

Muss das wirklich sein?

Oft ist es nicht wirklich die viele Arbeit, die den Körper verspannt oder Druck macht. Häufig ist es die negative Einstellung, die man zu den Dingen hat, die man erledigen muss. Mit diesem »Muss« haben viele Frauen zu kämpfen. Oft glauben wir, für alle und alles da sein zu müssen, haben die Meinung, nur wir alleine könnten es richtig machen. Deshalb können viele von uns schlecht Hilfe annehmen und müssen es dann auch letztlich selbst machen. Durch Jin Shin Jyutsu und die Möglichkeit, uns selbst zu erkennen, können wir auch gedankliches »Gepäck« abladen, um dann bewusst zu wählen, welche unserer Aufgaben wir erledigen möchten und wie. Die Wahlmöglichkeiten könnten zum Beispiel sein, dass wir die Aufgaben delegieren oder auf einen besseren Zeitpunkt verschieben. Wir können aber auch beschließen, mit einer positiven Einstellung an die Arbeit zu gehen. Funktioniert vielleicht nicht immer, aber probieren Sie doch alle Varianten einmal aus!

Schauen Sie in Ihr Leben

Je länger Sie Jin Shin Jyutsu anwenden, umso mehr wird Ihnen bewusst werden, dass körperliche Beschwerden und negative Gefühle mit Ihren inneren Einstellungen zusammenhängen. Es ist interessant, das eigene Leben anzuschauen und sich bei unterschiedlichen Symptomen zu fragen: »Was sitzt mir im Nacken, was lastet auf meinen Schultern, was bereitet mir Kopfzerbrechen, was macht mich verschnupft, was geht mir an die Nieren, was schnürt mir den Hals zu, was liegt mir im Magen, was raubt mir den Schlaf?«

Fragen Sie sich: Mit welchen Dingen, Ereignissen und Einstellungen, bringen Sie sich immer wieder aus dem Lot und bekommen dadurch Beschwerden oder schlechte Gefühle. Sie werden erkennen, dass Sorge, Angst, Wut, Kummer oder Verstellung sich körperlich niederschlagen, wenn sie ständig Ihr Leben begleiten. Mit Jin Shin Jyutsu können Sie lernen, wie Sie Beschwerden vermeiden können, indem Sie durch regelmäßiges Strömen nicht nur Blockaden lösen, sondern dadurch auch Ihre Einstellungen zu den Dingen verändern. Somit werden Sie automatisch auch Ihr Handeln verändern, also etwa rechtzeitig »Gepäck« abladen, wie im Beispiel mit den Nackenbeschwerden.

Vielleicht können Sie Ihre Einstellungen und Handlungen nicht von heute auf morgen ändern. Das ist ein Entwicklungsprozess. Und es lohnt sich, heute damit zu beginnen und es zu Ihrem Gesundheitsprojekt zu machen.

Für sich selbst sorgen macht stark

Wenn jemand etwas braucht, sind wir Frauen meist ganz schnell zur Stelle. Das Kümmern um andere scheint uns einfach im Blut zu liegen. Geht es um uns selber, ist dieses Verhalten interessanterweise weniger ausprägt. Häufig schenken wir uns und unseren Bedürfnissen erst dann Beachtung, wenn gar nichts mehr geht. Davor nehmen wir uns meist nicht so wichtig, haben vermeintlich keine Zeit für Wehwehchen, wollen sie oft nicht wahrhaben und sehen es eher als Schwäche an, nicht mehr perfekt zu funktionieren. Doch: Mit dieser Strategie ist letztlich weder unserem Umfeld noch uns selbst geholfen. Hier ist also ein Umdenken nötig.

Sich einzugestehen, mal nicht so leistungsfähig zu sein, wäre ein erster Schritt, etwas anders zu machen. Vielleicht ist es Ihnen nicht bewusst, aber Schwäche zuzugeben ist auch eine Stärke. Regelmäßig für sich selbst zu sorgen wäre der nächste wichtige Schritt. Gönnen Sie sich deshalb jeden Tag eine kleine Auszeit mit Jin Shin Jyutsu, denn mit einfachem Auflegen der Hände auf die Energiepunkte oder durch das Strömen der Finger harmonisieren Sie mühelos Körper, Geist und Seele. Dieses Buch bietet dafür jede Menge Möglichkeiten. Wie viel Zeit Sie dafür investieren, wie viel Sie sich selbst wert sind, entscheiden Sie. Wenn Sie sich zum Beispiel ein halbes Stündchen Heilströmen schenken möchten, empfehlen wir die Zeit-für-mich-Meditation (Seite 88).

Übrigens: Eine Auszeit muss nicht zwingend im »stillen Kämmerchen« sein. Auch ein Cappuccino mit einer guten Freundin, eine Fahrt in öffentlichen Verkehrsmitteln, ein Fernsehabend oder ein Kinobesuch kann für eine Ström-Auszeit genutzt werden. Seien Sie einfallsreich!

Sich selbst strömen – eine Anleitung

Jetzt lernen Sie praktisches Heilströmen kennen. Sie werden überrascht sein, wie einfach die Anwendung von Jin Shin Jyutsu ist. Sie können ganz ohne Vorkenntnisse sofort damit beginnen.

Eine Kunst, die jeder kann

Sie haben erfahren, dass Energie ungestört den Körper durchfließen muss, damit Sie gesund, vital und ausgeglichen bleiben. Sie wissen jetzt, wie Energie-Blockaden entstehen, dass der Körper darauf mit Beschwerden reagiert, und dass Sie die Blockaden mit den eigenen Händen auflösen können.

Zum Heilströmen brauchen Sie keine Vorkenntnisse. Sie können es sofort an sich selbst und anderen anwenden. Sie können auch nichts falsch machen, nichts Falsches strömen, denn – egal welchen Punkt Sie auch nehmen – das Strömen bringt immer etwas Positives in Fluss. Und die Berührung wird Ihnen immer guttun. Machen Sie es sich also bequem, und legen Sie beherzt Hand an. Sie brauchen sich während der Be-hand-lung nicht auf das Strömen zu konzentrieren, nehmen Sie einfach nur wahr, was im Körper geschieht. Spüren Sie einfach die Wärme, lassen Sie alles los, was Sie stresst und entspannen Sie sich.

Sanfte Berührung

Durch das Berühren mit den Fingern aktivieren Sie die Energiepunkte, geben die nötige Starthilfe, um Blockaden aufzulösen. Wie bereits gesagt, sorgt diese Starthilfe dafür, dass die Sicherheitsenergieschlösser wieder richtig einrasten und die Energie ungehindert den Körper durchfließen kann. Anders als zum Beispiel bei der Akupressur oder bei anderen manuellen Therapien brauchen Sie die Energiepunkte beim Strömen nicht zu massieren oder zu drücken. Wenn Sie die Finger strömen, umschließen Sie den ausgewählten Finger nur ganz locker mit allen Fingern der anderen Hand. Wenn Sie die Energiepunkte strömen, liegen Ihre Finger nur leicht und ohne Druck auf den Energiepunkten. Trotzdem – oder vielleicht gerade dadurch – werden Sie spüren, wie Energie fließt. Zum Strömen brauchen Sie sich übrigens nicht auszuziehen, legen Sie die Finger einfach auf die Kleidung. Die Energie strömt auch durch Schuhe, Schienen, dicke Verbände, ja sogar durch Gips.

Drei Minuten helfen schon

Grundsätzlich können Sie sich strömen so oft Sie Lust und Zeit haben. Strömen Sie sich nicht nur, wenn Sie Beschwerden haben, sondern auch, um gesund zu bleiben. Schon täglich drei Minuten fördern die Gesundheit. Drei Minuten – das ist auch die Zeitspanne, die Sie die Energiepunkte oder Finger mindestens strömen sollten. Jede Minute, die Sie länger strömen, bringt mehr Harmonie in Ihren Energiefluss, bringt mehr Wohlbefinden. Beim Strömen gilt: Je mehr, desto besser. Je nach Art der Beschwerden strömen Sie täglich bis zu einer Stunde. Sie können sich die Stunde auch ruhig in Zeitabschnitte aufteilen.

Das können Sie spüren

Beim Fingerhalten oder beim Auflegen der Finger auf die Energiepunkte spüren die meisten erst einmal Wärme. Oft wird ein Punkt richtig heiß, häufig kribbelt es leicht, manchmal auch stark. Viele spüren das Auflösen der Blockaden auch als ein Ziehen oder Fließen durch den Körper. Üblicherweise werden zwei Energiepunkte gleichzeitig gehalten. Wenn beide Energiepunkte gleichmäßig pulsieren, so heißt es, ist die Energie wieder im Fluss. Wenn Sie dieses Pulsieren nicht spüren, richten Sie sich einfach nach der Uhr oder nach Ihrem Gefühl. Und bleiben Sie locker: Vielleicht müssen Sie erst eine Sensibilität für Ihren Körper entwickeln. Nach innen hören will geübt sein. Mit der Zeit wird sich das Gefühl dafür einstellen. Strömen Sie auf jeden Fall weiter, Ihre Beschwerden werden sich verbessern.

Es kommt jedoch immer wieder vor, dass man in seinen Problemen so gefangen ist, dass man ohne fremde Hilfe nicht herauskommt. Vor allem bei Symptomen, die immer wiederkehren, sollten Sie einen Jin-Shin-Jyutsu-Therapeuten aufsuchen. Er verfügt nicht nur über ein umfangreiches Spezialwissen, sondern wird mit Ihnen auch einen individuellen Strömplan für zu Hause ausarbeiten.

Hilfe bei allen Beschwerden

Strömen hilft grundsätzlich bei allen Arten von Beschwerden. Ob Sie nur ein leichtes Ziehen im Kopf spüren oder schlimme Migräne haben, ob Sie ein Völlegefühl nach einem üppigen Essen verspüren oder mit einer Darmgrippe im Bett liegen, ob Sie einen Muskelkater, eine leichte Zerrung oder ein gebrochenes Bein haben. Strömen hilft sowohl auf der organischen als auch auf der körperlichen und auf der psychischen Ebene. Organisch lindert Jin Shin Jyutsu z. B. Magen- oder Darmprobleme, Nieren- oder Blasenbeschwerden. Im physischen Bereich sind es z. B. muskuläre Verspannungen, Rückenschmerzen, Hüftprobleme, Schmerzen im Knie etc. Auf der psychischen Ebene unterstützt Strömen z. B. bei Stress, Ärger, Antriebslosigkeit, Trauer und bei Ängsten, verhilft zu mehr Gelassenheit, Ausgeglichenheit und Lebensfreude.

Jin Shin Jyutsu ersetzt nicht den Arztbesuch

Jin Shin Jyutsu bringt Energien ins Gleichgewicht, löst Blockaden und aktiviert Heilungsprozesse. Eine ärztliche Diagose und Behandlung ersetzt Jin Shin Jyutsu nicht. Lassen Sie sich gerade bei ernsthafteren Beschwerden immer gründlich untersuchen. Auf ärztliche Abklärung zu verzichten ist fahrlässig und unsinnig.

Strömen Sie sich aber unbedingt zusätzlich zu allen medizinischen Maßnahmen, egal ob das Massage, Physiotherapie, Osteopathie, Schmerzmittel, Antibiotika, Cortison oder Chemotherapie sind. Heilströmen als begleitende Maßnahme wird den Gesundheitsprozess auf jeden Fall zusätzlich fördern und die Selbstheilungskräfte aktivieren. Jin Shin Jyutsu ist natürlich auch eine perfekte Ergänzung zu Homöopathie und anderen naturheilkundlichen Behandlungen.

Wann zum Jin-Shin-Jyutsu-Therapeuten?

Dieses Buch zeigt nur einen Teil der Möglichkeiten von Jin Shin Jyutsu, denn es soll diese Heilkunst für jeden sofort und ohne Vorkenntnisse verständlich und anwendbar machen. Unser Ratgeber ist vor allem dafür gedacht, Frauen in allen Lebensphasen durch Heilströmen zu unterstützen. Er soll dabei helfen, die Gesundheit in die eigenen Hände zu nehmen und in Balance zu bleiben.

Wenn Sie unter chronischen Krankheiten leiden oder unter Beschwerden, die immer wiederkommen, ist es sinnvoll, sich an einen ausgebildeten Jin-Shin-Jyutsu-Therapeuten zu wenden. Der kann Sie mit speziellen Organ-, Tiefen- und Öffnungsströmen behandeln. Diese Ströme setzen sich aus einer bestimmten Abfolge von Griffen zusammen. Jin-Shin-Jyutsu-Therapeuten können mit solchen Spezialströmen auch tiefer liegende Blockaden auflösen. Kontaktadressen für Therapeuten finden Sie im Internet unter www.jinshinjyutsu.de.

Heilströmen hat keine Nebenwirkungen

Egal, welche Beschwerden Sie behandeln, egal, welche Energiepunkte Sie sich strömen: Jin Shin Jyutsu wirkt sich immer positiv auf Körper und Psyche aus, es gibt keine negativen Nebenwirkungen. Wenn Sie regelmäßig strömen, können Sie vielleicht sogar feststellen, dass sich auch andere Beschwerden verbessern oder sogar ganz verschwinden, die Sie gar nicht geströmt haben. So berichten beispielsweise Patienten, die sich regelmäßig die Energiepunkte 4 gegen ihre ständigen Kopfschmerzen geströmt haben, dass nicht nur die Kopfschmerzen verschwunden sind, sondern dass sie auch wieder besser sehen können. Kein Wunder, denn dieser Energiepunkt harmonisiert auch die Augen. Solche Beispiele ließen sich endlos fortsetzen.

Das Strömen der Finger

Über die Finger, so haben Sie bereits gelesen, können Sie alle Energiepunkte erreichen. Zu jedem Finger gehören bestimmte Organenergien, und damit strömen Sie nicht nur die entsprechenden Organe, sondern auch sämtliche Bereiche des Körpers, die mit der jeweiligen Organenergie versorgt werden.

Mit den Fingern lassen sich aber insbesondere auch die Einstellungen harmonisieren, die den Energiefluss blockieren. Denn jedem Finger sind bestimmte Einstellungen zugeordnet. Der Daumen repräsentiert die Sorge, der Zeigefinger die Angst, der Mittelfinger die Wut, zum Ringfinger gehören Kummer und Trauer, zum kleinen Finger die Verstellung – wenn Sie also Dinge machen, die Sie nicht wirklich von Herzen tun möchten. Und die Handmitte repräsentiert die Verzweiflung.

Wenn Sie sich also zum Beispiel das nächste Mal über irgendetwas oder irgendjemand geärgert haben, strömen Sie sich anschließend Ihre Mittelfinger. Lassen Sie die Situation noch mal vor Ihrem geistigen Auge ablaufen. Vielleicht werden Sie beim Strömen merken, wie Ihr Ärger oder Ihre Wut sich allmählich verflüchtigt. Gleichzeitig harmonisiert das Strömen der Mittelfinger auch Leber und Galle. Schließlich heißt es nicht umsonst im Volksmund, dass einem die Galle hochkommt, wenn man sich immer wieder ärgern muss.

Es lohnt sich, die Finger sofort zu strömen, wenn Ihnen Sorge, Angst, Wut, Kummer, Trauer, Verstellung und Verzweiflung im Alltag begegnen, damit sich negative Einstellungen erst gar nicht festsetzen und nicht zu körperlichen Beschwerden führen können.

So strömen Sie die Finger

Umschließen Sie jeden einzelnen Finger locker mit allen Fingern der anderen Hand. Die Strömdauer sollte mindestens drei Minuten pro Finger betragen, bei akuten und chronischen Beschwerden strömen Sie mehrmals täglich ungefähr 15 Minuten.

Schon Mary Burmeister sagte: Wer täglich jeden Finger einmal strömt, hat etwas für sein gesamtes Energiesystem, für Körper, Geist und Seele getan. Deshalb ist das tägliche Fingerströmen die einfachste Gesundheitsvorsorge, die Sie sich selbst schenken können. Die Abbildung auf Seite 33 zeigt, welche Energiepunkte, welche Organe und Einstellungen den einzelnen Fingern im Jin Shin Jyutsu zugeordnet werden.

Das Strömen der Energiepunkte

Zu jedem der 26 Energiepunkte gehören bestimmte Organe, Körperregionen und Emotionen. Über diese Punkte können Sie, wie beim Strömen der Finger, Blockaden lösen. Mit dem Strömen der Energiepunkte lassen sich spezielle Beschwerden noch gezielter erreichen und behandeln als über das Strömen der Finger.

Die Energiepunkte sind paarweise angeordnet. Jeder Energiepunkt ist sowohl auf der rechten, als auch auf der linken Körperseite zu finden. Einen Überblick über die Lage der 26 Energiepunkte auf der Vorder- und Rückseite des Körpers finden Sie auf der Abbildung auf Seite 35. Neben dem Strömen von einzelnen Energiepunkten finden Sie in diesem Buch auch Organströme (ab Seite 90). Hierbei wird eine Kombination von zwei Energiepunkten geströmt und zwar jeweils für die linke und die rechte Körperseite.

Als schnelle Alternative für unterwegs oder für zwischendurch ist in diesem Buch immer ein Kurzgriff angegeben. Dafür strömen Sie sich einfach nacheinander den rechten und den linken Finger, der dem jeweiligen Energiepunkt oder dem Organstrom zugeordnet ist.

So strömen Sie die Energiepunkte

Die Energiepunkte strömen Sie, indem Sie die Punkte mit den Fingerspitzen berühren. Dafür legen Sie alle Finger einer Hand nebeneinander auf den abgebildeten Energiepunkt. Im Idealfall liegt der Mittelfinger auf dem Punkt, denn der leistet besonders schnelle Starthilfe. Das Strömen der Energiepunkte ist, wie schon gesagt, eine sanfte Berührung, Sie

» Über die Hände erreicht man alle Energiepunkte, die Organ-Energien sowie die sechs blockierenden Grundeinstellungen.

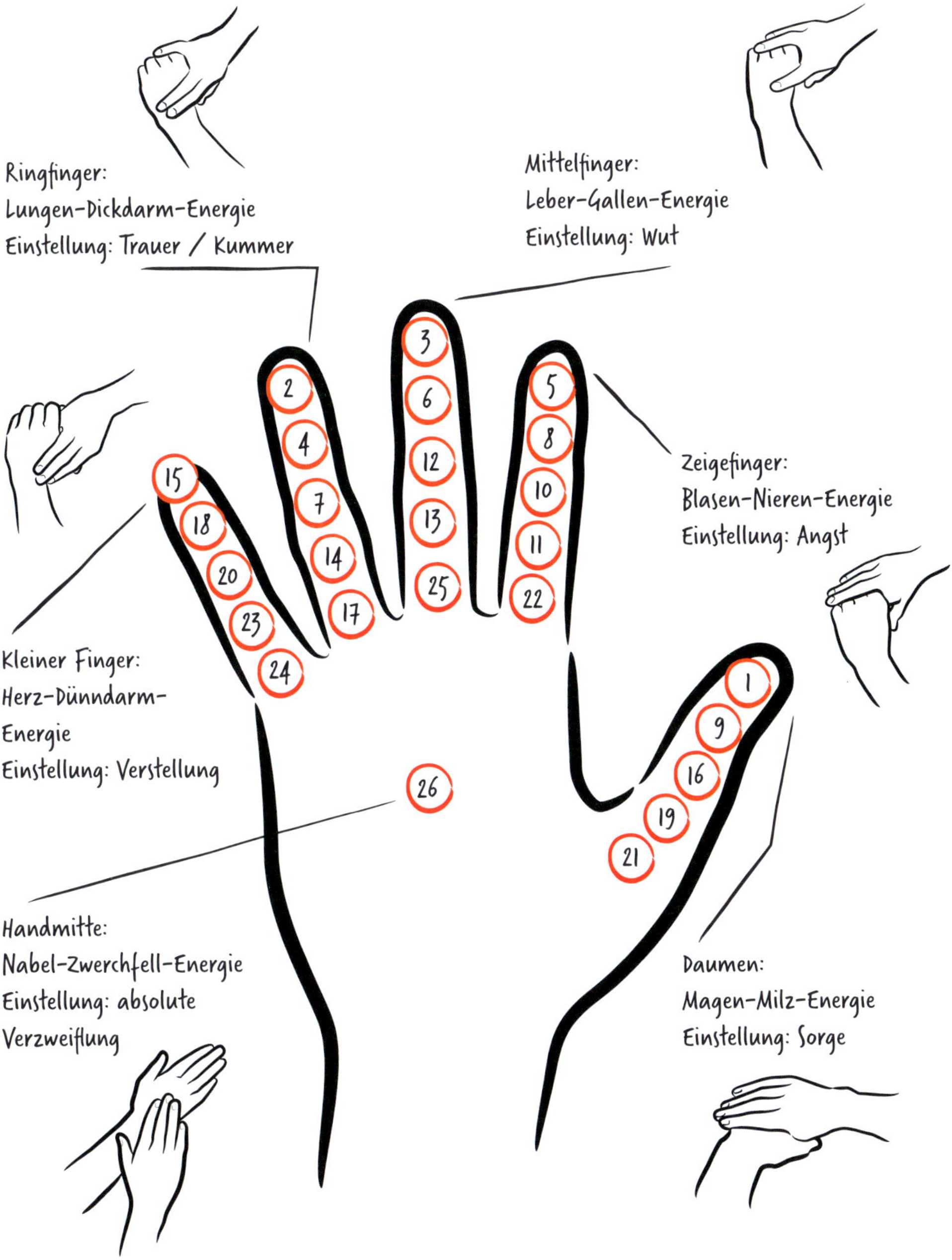
Ringfinger:
Lungen-Dickdarm-Energie
Einstellung: Trauer / Kummer
Mittelfinger:
Leber-Gallen-Energie
Einstellung: Wut
Zeigefinger:
Blasen-Nieren-Energie
Einstellung: Angst
Kleiner Finger:
Herz-Dünndarm-
Energie
Einstellung: Verstellung
Handmitte:
Nabel-Zwerchfell-Energie
Einstellung: absolute
Verzweiflung
Daumen:
Magen-Milz-Energie
Einstellung: Sorge
1
2
3
4
5
6
7
8
9
10
11
12
13
14
15
16
17
18
19
20
21
22
23
24
25
26

brauchen nicht mit Kraft oder Druck zu arbeiten.

Gut zu wissen: Der Radius eines Energiepunktes beträgt etwa sieben Zentimeter. Sie brauchen also keine Sorge zu haben, dass Sie beim Strömen einen Punkt nicht genau erreichen.

Sich selbst und andere bequem strömen

Machen Sie es sich zum Strömen immer so gemütlich wie möglich. Suchen Sie sich dafür eine angenehme Position im Sitzen oder Liegen, in der Sie locker und entspannt die Hände auflegen können. Denken Sie an Decke und Kissen – auch zum Unterschieben, etwa zum Ablegen der Arme, damit Sie sich beim Strömen nicht verspannen oder verkrampfen. Auf den Fotos im Praxisteil sind die Strömgriffe immer so abgebildet, dass man die Energiepunkte gut halten und perfekt erkennen kann. Im dazugehörigen Text finden Sie zusätzlich einen Vorschlag für eine Strömposition, die wir als besonders bequem und angenehm erachten, die aber nicht zwingend für Sie die beste sein muss. Probieren Sie einfach einige Positionen aus, und wählen Sie die für Sie angenehmste.

Sobald Sie Ihre ersten positiven Erfahrungen mit Jin Shin Jyutsu gemacht haben, werden Sie vielleicht Ihrer Familie und Freunden davon erzählen, und werden vielleicht auch mal andere strömen wollen. Achten Sie auch dann darauf, dass der Andere bequem liegt oder sitzt. Und nehmen Sie selbst eine Position ein, in der Sie sich nicht verspannen.

Kranke Kindern lassen sich normalerweise gerne strömen. Allein schon die Nähe tut ihnen gut. Es gibt aber auch Kinder, die sich nicht so gern berühren lassen, wenn sie krank sind. Dann warten Sie, bis sie schlafen, und schenken ihnen dann eine Strömbehandlung.

Übrigens: Sie können andere strömen, auch wenn es Ihnen selbst nicht ganz gut geht. Denn – so haben Sie ja schon gelesen – Ihre Hände sind nur Starterkabel, Ihrer eigenen Lebensbatterie geht keine Energie verloren. Wenn also die ganze Familie mit Grippe im Bett liegt, ist gegenseitiges Strömen durchaus angesagt. Sich gegenseitig immer wieder mit Heilströmen zu verwöhnen, tut auch der Partnerschaft gut. Bitten Sie ruhig ab und zu darum. Und zwar nicht nur dann, wenn Sie krank sind oder Beschwerden haben. Nutzen Sie das Strömen auch für eine gemeinsame Wohlfühlzeit zwischendurch.

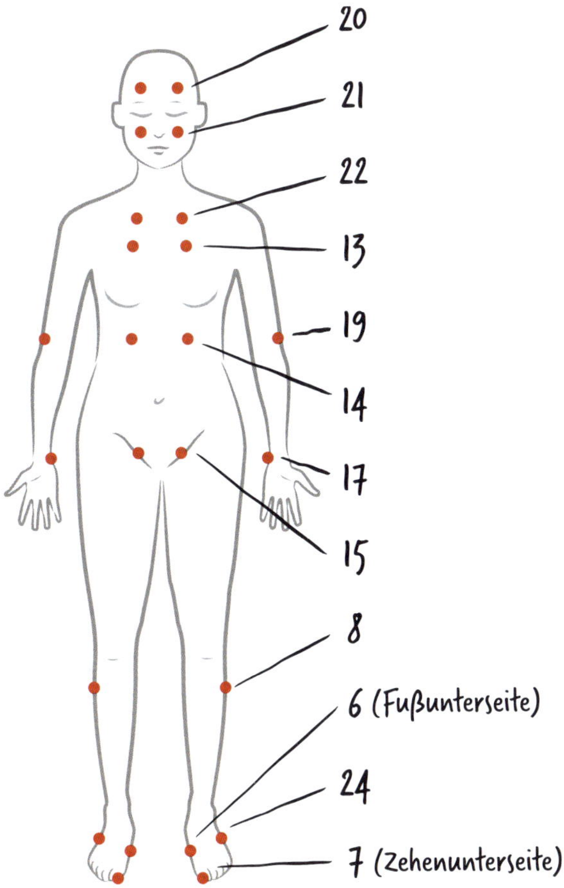

26 Energiepunkte für Gesundheit und Wohlbefinden

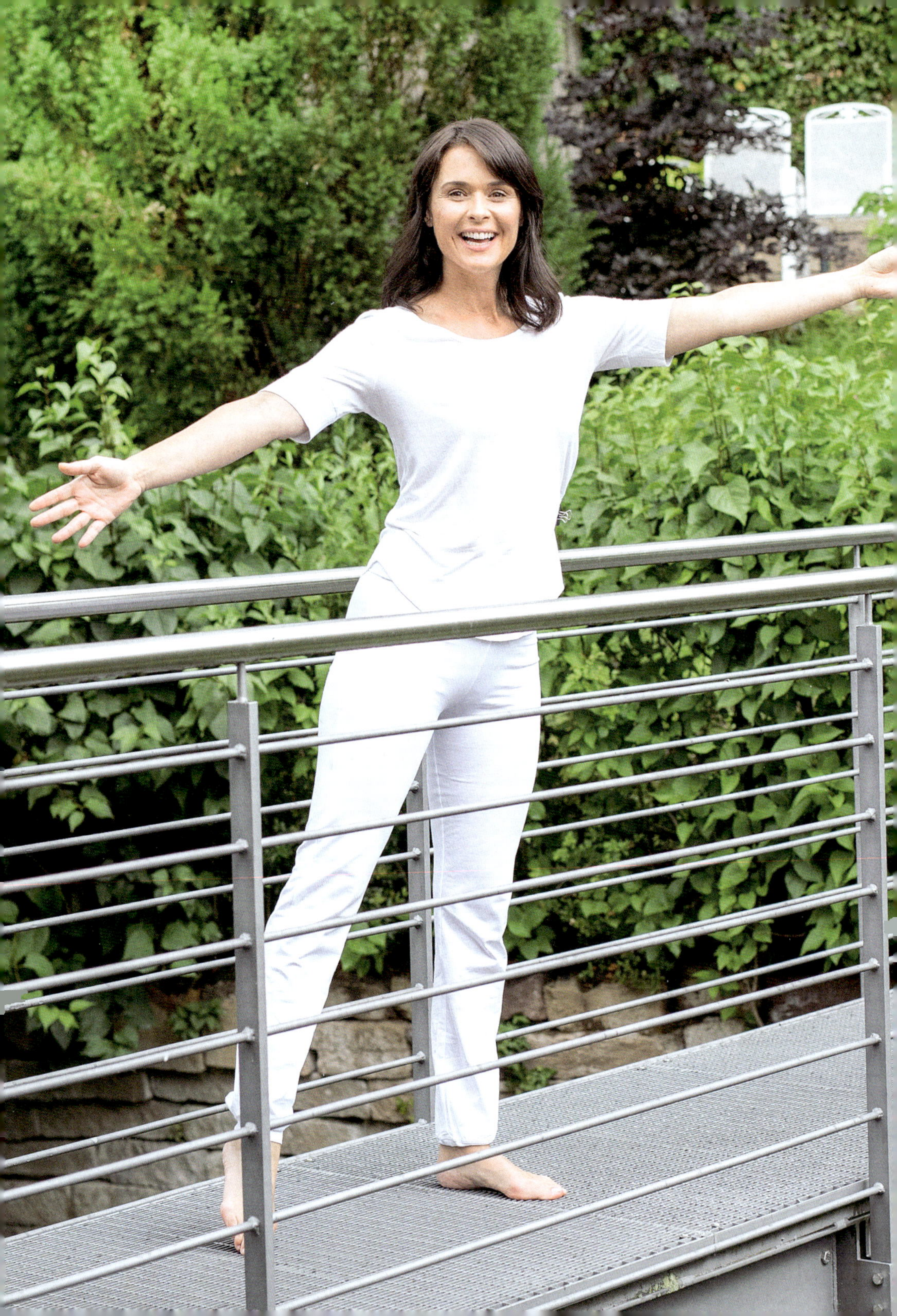

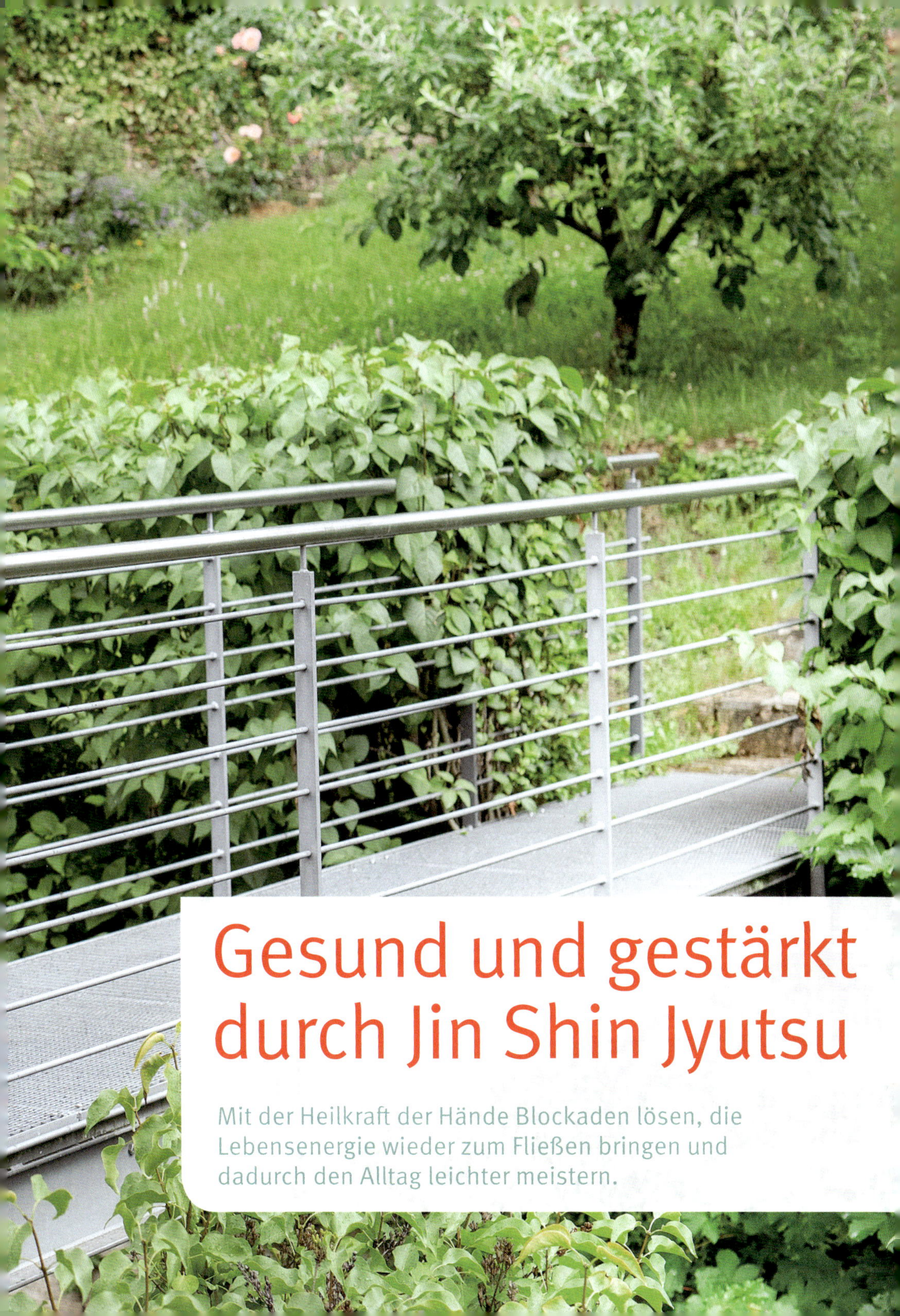

Gesund und gestärkt durch Jin Shin Jyutsu

Mit der Heilkraft der Hände Blockaden lösen, die Lebensenergie wieder zum Fließen bringen und dadurch den Alltag leichter meistern.

Mit Heilströmen durch jede Lebensphase

Jeder Lebensabschnitt bringt andere Herausforderungen mit sich. Jin Shin Jyutsu hilft, in jeder Altersstufe gesund zu bleiben, und fördert außerdem die persönliche Weiterentwicklung.

Junge Frauen

Mit der Pubertät beginnt die Zeit, in der sich Körper und Geist enorm entwickeln und die viele Veränderungen mit sich bringt. Man vergleicht sich jetzt immer mehr mit anderen. Das kann motivierend sein, aber auch unzufrieden und unglücklich machen. Ein Auf und Ab der Gefühle entsteht auch durch den veränderten Hormonhaushalt, die Sexualität wird entdeckt. Das Verhältnis zu den Eltern und anderen Autoritäten ändert sich, Werte und Meinungen werden hinterfragt. Schulisch wie privat gibt es immer wieder Zeiten, in denen man Angst hat, Dinge nicht zu schaffen oder Aufgaben nicht gerecht zu werden. Es braucht jede Menge Mut, seinen eigenen Weg zu finden und zu gehen. Ab Seite 40 finden Sie eine Auswahl von Themen, bei denen Heilströmen in dieser Zeit hilfreich ist.

Schwangerschaft und Geburt

Neun Monate Schwangerschaft, die Geburt und die Stillzeit sind aufregend für werdende Mütter. Lebenspläne werden wahr oder müssen geändert werden. Besonders beim ersten Kind ist alles neu und unbekannt, und es gibt viele Unsicherheiten. Dazu kommen die körperlichen Veränderungen und oft typische Beschwerden wie Sodbrennen, Übelkeit und Rückenschmerzen. Jin Shin Jyutsu kann in diesen Zeiten sowohl psychische wie auch körperliche Unterstützung geben. Beispiele dafür finden Sie ab Seite 46.

Mitten im Leben

Spätestens, wenn man Schule, Ausbildung oder Studium abgeschlossen hat, ist man mitten im Leben angekommen. In dieser Phase bestimmen Beruf und/oder Familie den Alltag. Doppel- oder Mehrfachbelastungen sind an der Tagesordnung, wenn man Beruf und Familie vereinbaren möchte oder muss. Es sind nicht nur der Partner und die Kinder, die Aufmerksamkeit und Zeit beanspruchen, oft sind es auch Eltern, die mit zunehmendem Alter Unterstützung brauchen. Außerdem möchte man noch am sozialen Leben teilnehmen und Kontakte pflegen. In dieser Lebensphase brauchen Frauen oft akrobatische Fähigkeiten, um die vielen Teller (mit Themen und Aufgaben), die sie drehen, zu jonglieren und am Laufen zu halten. Wofür oder wogegen man sich mitten im Leben strömen kann, um seinen Alltag gut zu meistern, dabei nicht zu kurz zu kommen oder sogar auf der Strecke zu bleiben, lesen Sie ab Seite 56.

Gut durch die Wechseljahre

Als Wechseljahre bezeichnet man den Zeitabschnitt der hormonellen Umstellung am Ende der fruchtbaren Lebensphase zwischen dem 45. und 55. Lebensjahr. Viele Frauen durchlaufen diese Phase ohne große Beschwerden innerhalb weniger Monate, bei anderen dauern sie mit leichten Beschwerden mehrere Jahre und bei einigen Frauen können sie teilweise mit einer erheblichen Beeinträchtigung der Lebensqualität verbunden sein. Die Zeit der Wechseljahre trifft häufig mit anderen lebensverändernden Ereignissen zusammen, z. B. mit familiären und beruflichen Veränderungen. Jin Shin Jyutsu kann helfen, mit allen psychischen Herausforderungen, die die Wechseljahre beinhalten, besser umzugehen und die körperlichen Symptome zu lindern. Lesen Sie dazu ab Seite 70.

Älter werden

Der Alterungsprozess beginnt schon in frühen Jahren, wird aber oft erst dann bewusst wahrgenommen, wenn sich immer wieder Wehwehchen zeigen. Oft ist es der Bewegungsapparat, der mit den Jahren Probleme bereitet. Mit zunehmendem Alter wächst auch die Angst, wie es im Leben weitergeht. Durch Heilströmen lassen sich Körper, Geist und Psyche beim Älterwerden stärken. Beispiele dafür lesen Sie ab Seite 78.

Auf den nachfolgenden Seiten sind häufige Beschwerden nach den einzelnen Lebensphasen aufgeteilt. Natürlich wird es dabei zu Überschneidungen kommen. Schließlich lassen sich nicht alle Menschen über einen Kamm scheren und manche Beschwerden ziehen sich für den ein oder anderen durchs ganze Leben.

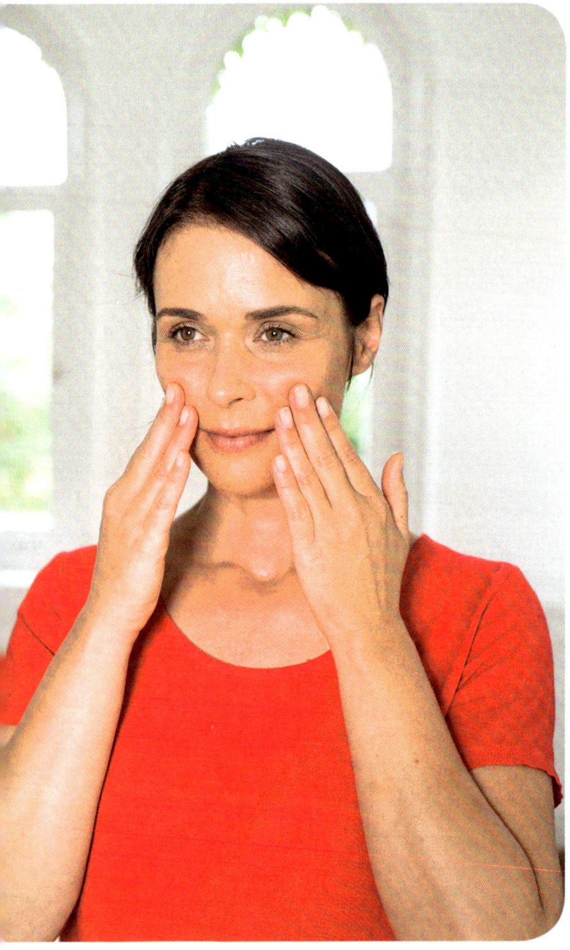

Selbstbewusstsein

Die Energiepunkte 21 helfen dabei, Unsicherheiten zu wandeln und mehr Selbstsicherheit zu bekommen. Etwa wenn man Bedenken hat, dass man etwas nicht schafft oder nicht erreicht. Auch wenn man Angst hat, dass Dinge schief gehen könnten oder man mit anderen nicht mithalten kann.

Wo befinden sich die Strömpunkte? Die Energiepunkte 21 befinden sich jeweils rechts und links unter dem Wangenknochen.

So wird geströmt: Die Fingerspitzen der rechten Hand leicht auf den rechten Energiepunkt 21 legen. Gleichzeitig die Fingerspitzen der linken Hand leicht auf den linken Energiepunkt 21 legen.

Bequeme Strömposition: Angelehnt im Sitzen, dabei die Ellbogen locker nach unten hängen lassen.

Kurzgriff für zwischendurch: Beide Daumen nacheinander strömen.

Mut

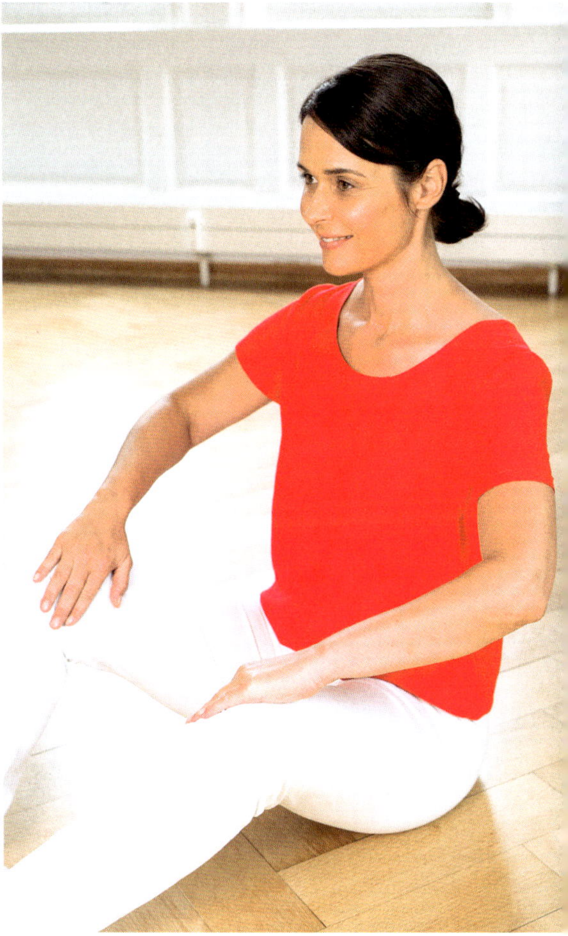

Da neue Wege und Möglichkeiten auch oft ein mulmiges Gefühl verursachen, braucht man für Neuanfänge im Leben immer wieder eine Extra-Portion Mut. Die Energiepunkte 1 geben dabei den Kick nach vorne.

Wo befinden sich die Strömpunkte? Die Energiepunkte 1 befinden sich jeweils an der rechten und linken Innenseite des Knies. Dort, wo beim Beugen des Knies eine Falte entsteht.

So wird geströmt: Die Fingerspitzen der rechten Hand leicht auf den rechten Energiepunkt 1 legen. Gleichzeitig die Fingerspitzen der linken Hand leicht auf den linken Energiepunkt 1 legen.

Bequeme Strömposition: Im Sitzen, leicht nach vorne gebeugt, die Unterarme dabei auf einer Lehne ruhend. Oder: Die Energiepunkte im Kutschersitz mit überkreuzten Armen strömen.

Kurzgriff für zwischendurch: Beide Daumen nacheinander strömen.

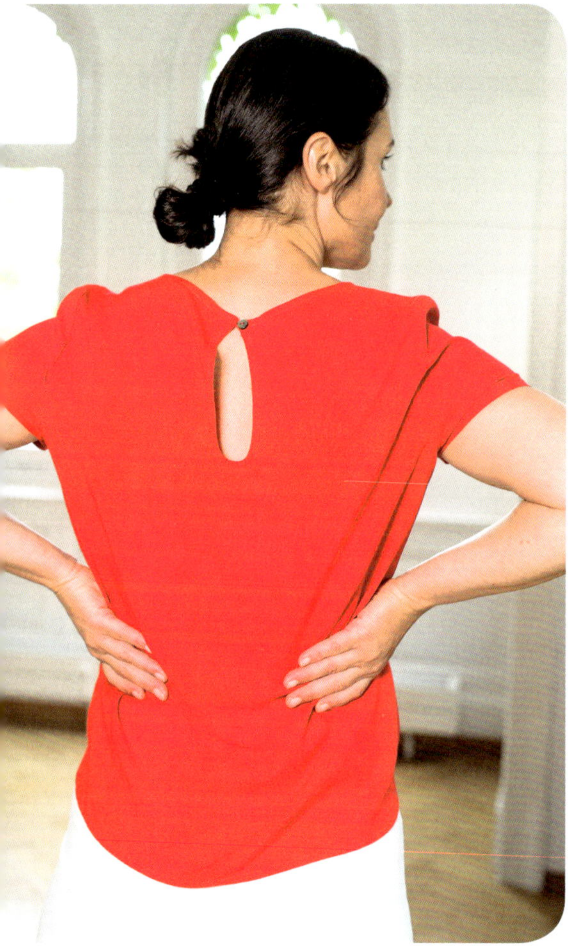

Süchte

Wenn Süchte das Dasein dominieren und diese Zwänge den Alltag bestimmen, hat man mit dem Strömen der Energiepunkte 23 die Möglichkeit, neues Vertrauen zu fassen und sein Leben wieder selbst in die Hand zu nehmen

Wo befinden sich die Strömpunkte? Die Energiepunkte 23 befinden sich jeweils rechts und links auf dem Rücken an der letzten Rippe in Höhe der Nieren. Wenn man die Hände mit der Innenfläche in die Hüften stützt, ist dort, wo der kleine Finger liegt, Energiepunkt 23.

So wird geströmt: Die Fingerspitzen der rechten Hand leicht auf den rechten Energiepunkt 23 legen. Gleichzeitig die Fingerspitzen der linken Hand leicht auf den linken Energiepunkt 23 legen.

Bequeme Strömposition: Angelehnt im Sitzen.

Kurzgriff für zwischendurch: Beide kleinen Finger nacheinander strömen.

Ess-Störungen

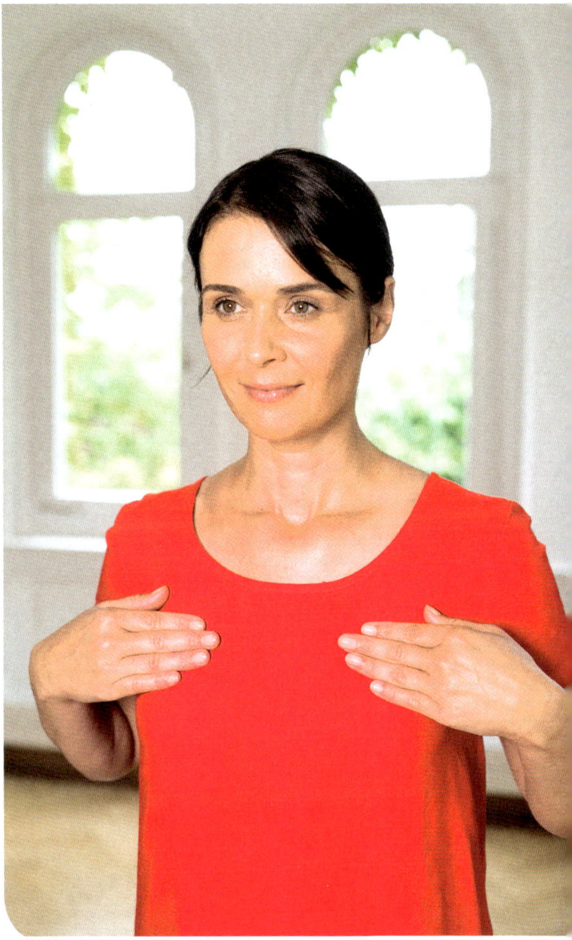

Wenn Essen zum zentralen Thema wird, man sich entweder extrem kasteit oder immer über die Maßen isst, besteht ein seelisches Ungleichgewicht. Das Strömen der Energiepunkte 13 bietet die Möglichkeit, wieder in Harmonie mit sich selbst und seinem Umfeld zu kommen. Andere Themen gewinnen an Bedeutung und das Essen verliert an Aufmerksamkeit.

Wo befinden sich die Strömpunkte? Die Energiepunkte 13 befinden sich vorne am Brustkorb in Höhe der dritten Rippe, rechts und links vom Brustbein. Wenn man die Hände aufeinander über Kreuz auf das Dekolleté legt, ist dort, wo jeweils der kleine Finger aufliegt, Energiepunkt 13.

So wird geströmt: Die Fingerspitzen der rechten Hand leicht auf den rechten Energiepunkt 13 legen. Gleichzeitig die Fingerspitzen der linken Hand leicht auf den linken Energiepunkt 13 legen.

Bequeme Strömposition: Im Liegen oder angelehnt im Sitzen. Wem es angenehmer ist, der kann die Energiepunkte auch über Kreuz halten.

Kurzgriff für zwischendurch: Beide Mittelfinger nacheinander strömen.

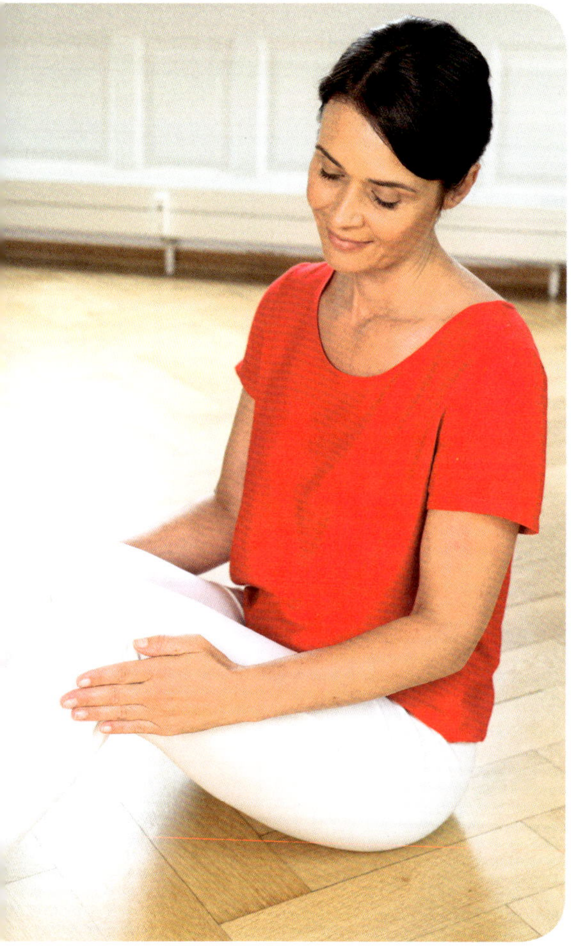

Hautprobleme

Die Haut, so heißt es, ist der Spiegel der Seele. In Zeiten von Umbrüchen, in denen auch Hormonschwankungen eine Rolle spielen, geht einem schnell mal etwas unter die Haut, man ist dünnhäutig und bekommt Pickel. Die Energiepunkte 8 bringen Besserung und helfen dabei, sich wieder wohl in seiner Haut zu fühlen.

Wo befinden sich die Strömpunkte? Die Energiepunkte 8 befinden sich jeweils an der Außenseite des Knies unter dem Kniegelenk, am Sehnenansatz der Unterschenkelmuskulatur. Wo die äußere Hosenbeinnaht verläuft, ist unterhalb des Knies ein runder Knochenansatz spürbar. Dort liegt Energiepunkt 8.

So wird geströmt: Die Fingerspitzen der rechten Hand leicht auf den rechten Energiepunkt 8 legen. Gleichzeitig die Fingerspitzen der linken Hand leicht auf den linken Energiepunkt 8 legen.

Bequeme Strömpositon: Im Sitzen, die Unterarme dabei auf einer Lehne ruhen lassen und die Füße auf einen Schemel stellen.

Kurzgriff für zwischendurch: Beide Zeigefinger nacheinander strömen.

Menstruations-beschwerden

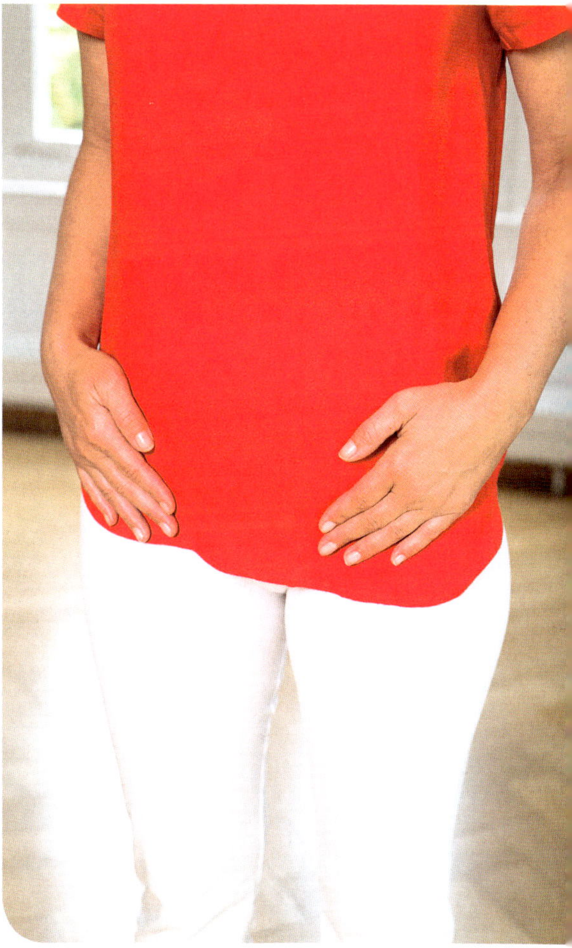

Wer unter dem prämenstruellen Syndrom (PMS) oder während seiner Periode unter Unterleibskrämpfen leidet, für den empfiehlt sich das Strömen der Energiepunkte 15. Die lösen Blockaden im gesamten Beckenbereich, sorgen für Entspannung und außerdem dafür, dass sich die Stimmung wieder aufhellt.

Wo befinden sich die Strömpunkte? Die Energiepunkte 15 befinden sich auf der Körpervorderseite, jeweils rechts und links des Schambeins. Wenn man die Finger in die Leistenbeuge legt, ist dort, wo der Mittelfinger liegt, Energiepunkt 15.

So wird geströmt: Die Fingerspitzen der rechten Hand leicht auf den rechten Energiepunkt 15 legen. Gleichzeitig die Fingerspitzen der linken Hand leicht auf den linken Energiepunkt 15 legen.

Bequeme Strömposition: Im Liegen, angelehnt im Sitzen oder einfach: Hände in die Hosentaschen!

Kurzgriff für zwischendurch: Die kleinen Finger nacheinander halten.

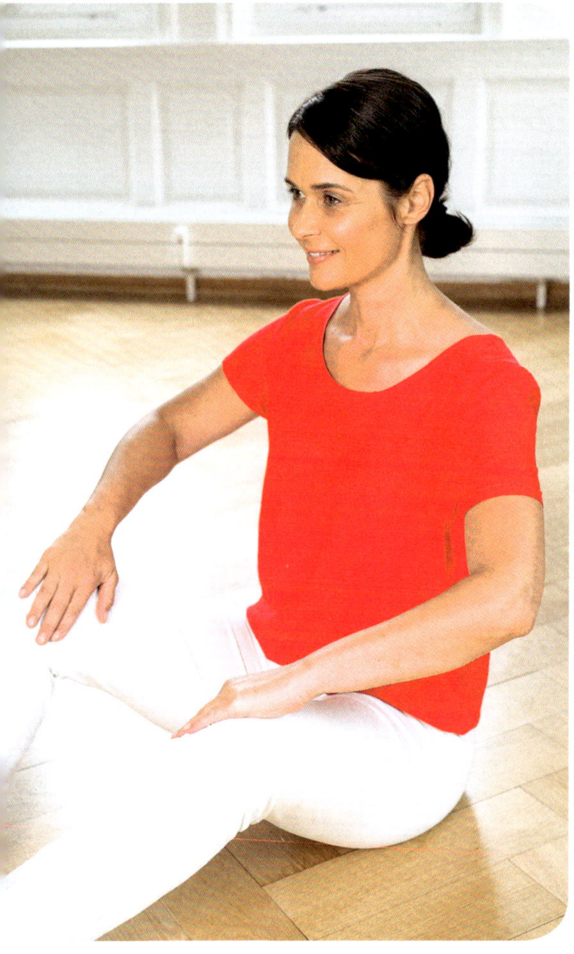

Übelkeit und Erbrechen

Diese Beschwerden gehören für die meisten Frauen zum Beginn einer Schwangerschaft, manche haben sogar noch länger damit zu tun. Das Strömen der Energiepunkte 1 hilft dem Magen, sich wieder zu beruhigen. Gleichzeitig unterstützt dieser Punkt dabei, die Atmung in Balance zu bringen, was die Übelkeit lindert.

Wo befinden sich die Strömpunkte? Die Energiepunkte 1 befinden sich jeweils an der rechten und linken Innenseite des Knies. Beugt man das Knie, entsteht an der Innenseite eine Falte. Dort ist Energiepunkt 1.

So wird geströmt: Die Fingerspitzen der rechten Hand leicht auf den rechten Energiepunkt 1 legen. Gleichzeitig die Fingerspitzen der linken Hand leicht auf den linken Energiepunkt 1 legen.

Bequeme Strömposition: Im Sitzen, leicht nach vorne gebeugt, die Unterarme dabei auf einer Lehne ruhend. Oder: Die Energiepunkte im Kutschersitz mit überkreuzten Armen strömen.

Kurzgriff für zwischendurch: Beide Daumen nacheinander strömen.

Sodbrennen

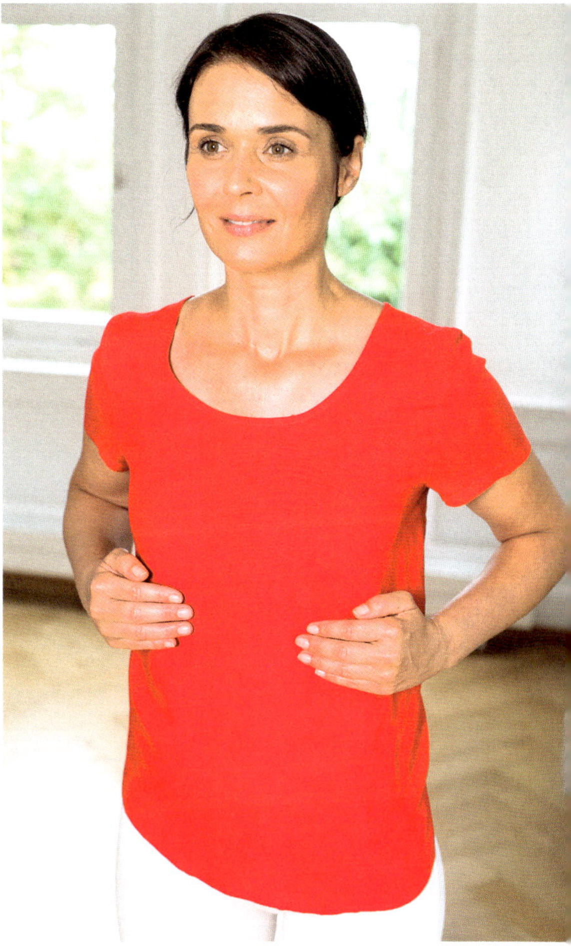

Hormone und das Wachsen der Gebärmutter führen in der Schwangerschaft oft dazu, dass der Schließmuskel zwischen Magen und Speiseröhre nicht mehr richtig funktioniert, was den Rückfluss von Mageninhalt begünstigt. Das Strömen der Energiepunkte 14 verschafft Linderung.

Wo befinden sich die Strömpunkte? Die Energiepunkte 14 liegen auf der Vorderseite des Körpers, jeweils rechts und links am Rand des Rippenbogens. Legt man die Finger – von der Körpermitte beginnend – auf den Rippenbogen, ist dort, wo jeweils der kleine Finger aufliegt, Energiepunkt 14.

So wird geströmt: Die Fingerspitzen der rechten Hand leicht auf den rechten Energiepunkt 14 legen. Gleichzeitig die Fingerspitzen der linken Hand leicht auf den linken Energiepunkt 14 legen.

Bequeme Strömposition: Im Sitzen, die Unterarme dabei auf einer Lehne ruhend.

Kurzgriff für zwischendurch: Beide Ringfinger nacheinander strömen.

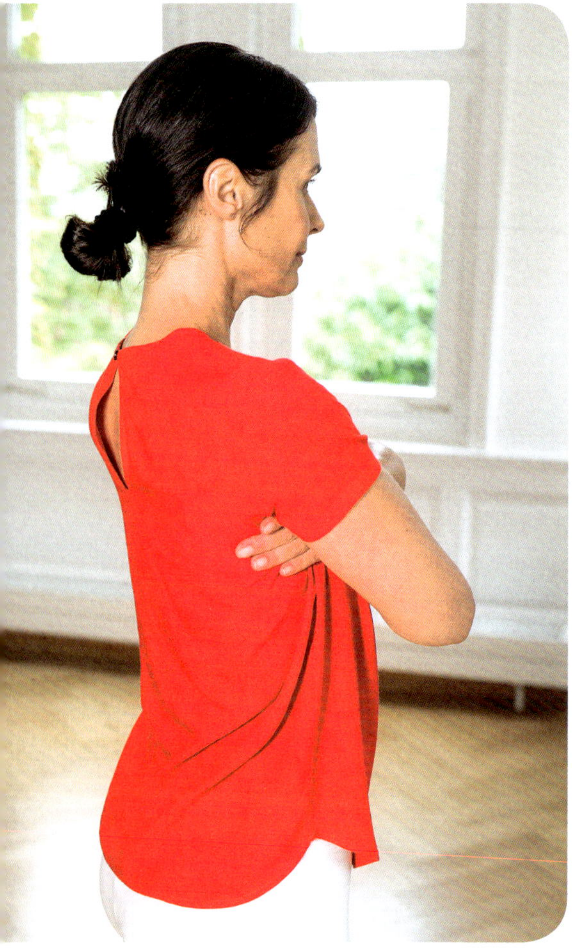

Atmung

Durch die Lage des Babys im Bauch gibt es Zeiten, in denen das Atmen beschwerlich ist. Um wieder besser durchatmen zu können, ist das Strömen der Energiepunkte 26 empfehlenswert. Diese Strömpunkte sind auch bei Kurzatmigkeit hilfreich und unterstützen die Atmung während der Geburt.

Wo befinden sich die Strömpunkte? Die Energiepunkte 26 befinden sich jeweils am äußeren Rand der Schulterblätter in der Nähe der Achseln. Verschränkt man die Arme und legt dabei die Hände in die Achseln, sodass die Daumen zur Körpervorderseite zeigen, dann liegen die übrigen Finger am Schulterblattrand. Dort sind die Energiepunkte 26.

So wird geströmt: Die Fingerspitzen der rechten Hand leicht auf den linken Energiepunkt 26 legen. Gleichzeitig die Finger der linken Hand leicht auf den rechten Energiepunkt 26 legen.

Bequeme Strömposition: Im Liegen oder angelehnt im Sitzen. Darauf achten, die Schultern dabei nicht hochzuziehen.

Kurzgriff für zwischendurch: Die Mitte der Handinnenflächen erst links, dann rechts strömen.

Rückenschmerzen

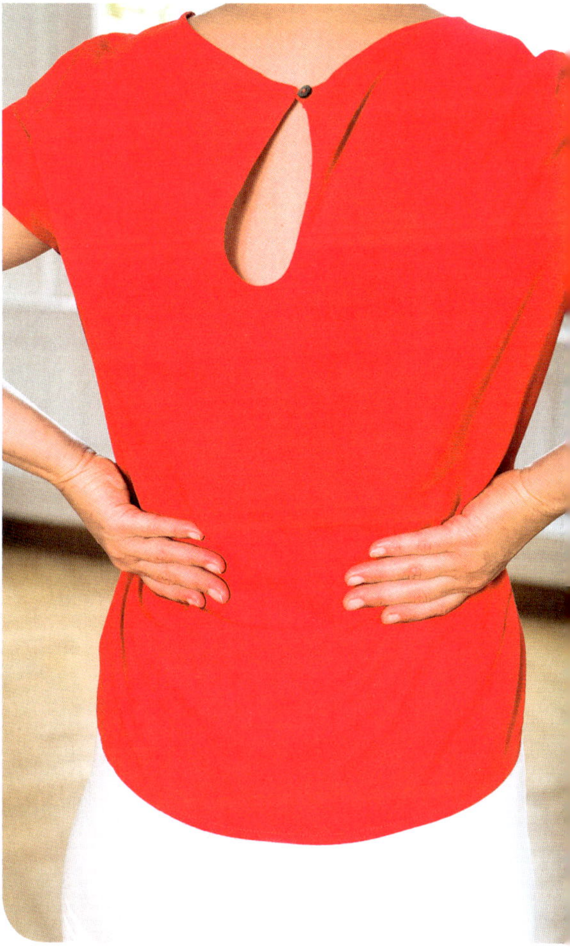

Wenn der Babybauch wächst, belastet das zusätzliche Gewicht den Rücken. Der Körperschwerpunkt verlagert sich in die Bauchregion, viele Frauen stehen dadurch im Hohlkreuz und das verursacht Schmerzen. Das Strömen der Energiepunkte 2 entlastet und stärkt den Rücken.

Wo befinden sich die Strömpunkte? Die Energiepunkte 2 befinden sich auf dem Rücken, jeweils etwa fünf Zentimeter links und rechts der Wirbelsäule auf dem Beckenrand. Wenn man sich die Hände in die Hüften stemmt, um den Rücken zu entlasten, dann sind dort, wo Zeige- und Mittelfinger hinten aufliegen, die Energiepunkte 2.

So wird geströmt: Die Fingerspitzen der rechten Hand leicht auf den rechten Energiepunkt 2 legen. Gleichzeitig die Fingerspitzen der linken Hand leicht auf den linken Energiepunkt 2 legen.

Bequeme Strömposition: Im Sitzen.

Kurzgriff für zwischendurch: Beide Ringfinger nacheinander strömen.

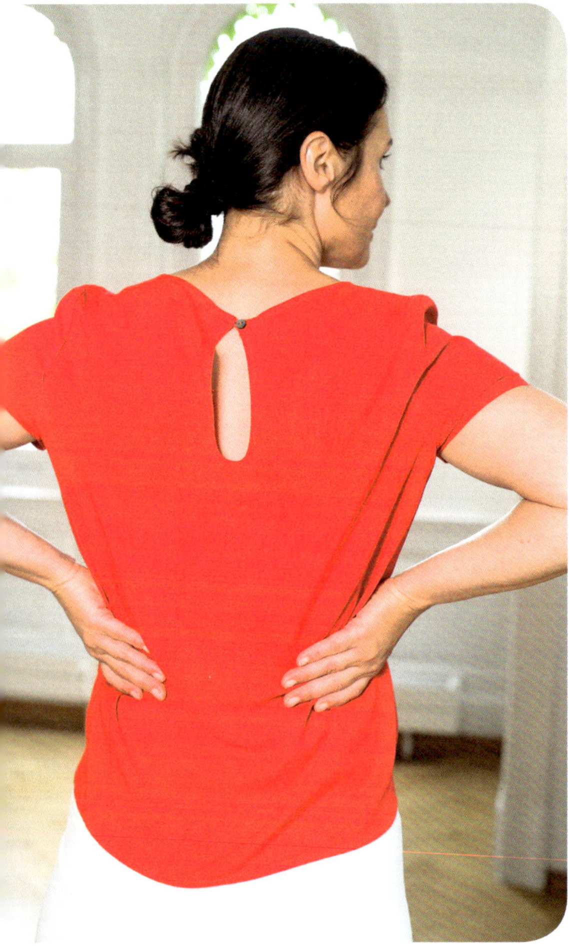

Ängstlichkeit

Momente, in denen man sich ängstlich fragt, ob mit sich und dem Baby alles gut wird, kennt jede Frau. Beherrschen diese oder ähnliche Gedanken den Tag, rauben sie Energie und man fühlt sich erschöpft. Das Strömen der Energiepunkte 23 löst Ängste, stärkt das Vertrauen und belebt.

Wo befinden sich die Strömpunkte? Die Energiepunkte 23 befinden sich jeweils rechts und links auf dem Rücken an der letzten Rippe. Stützt man die Hände mit den Innenflächen in die Hüften, ist jeweils dort, wo der kleine Finger liegt – in Höhe der Nieren – der Energiepunkt 23.

So wird geströmt: Die Fingerspitzen der rechten Hand leicht auf den rechten Energiepunkt 23 legen. Gleichzeitig die Fingerspitzen der linken Hand leicht auf den linken Energiepunkt 23 legen.

Bequeme Strömposition: Angelehnt im Sitzen.

Kurzgriff für zwischendurch: Beide kleinen Finger nacheinander strömen.

Kraft schöpfen

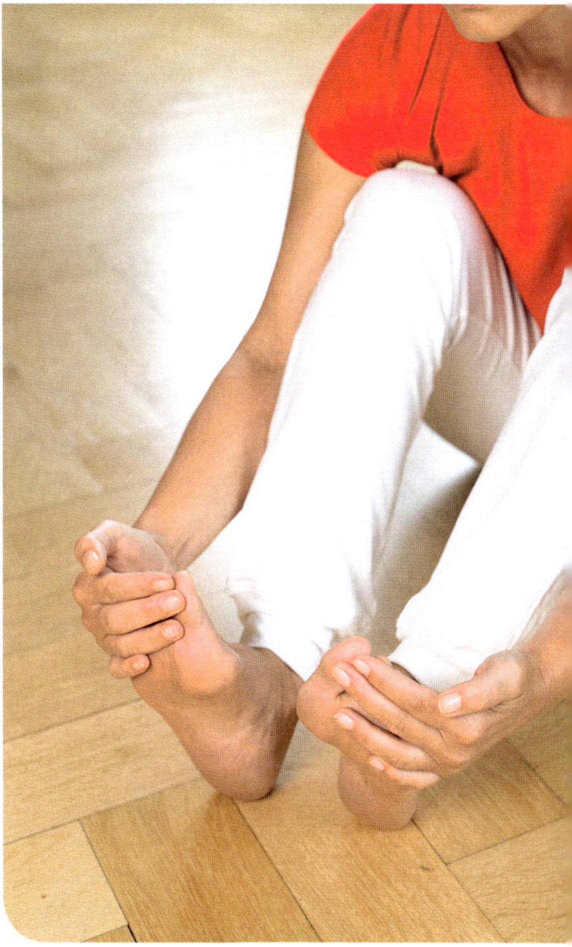

Wenn man sich psychisch oder körperlich kraftlos fühlt, richtet tiefes Atmen wieder auf und stärkt Körper und Geist. Der Atemfluss wird über die Energiepunkte 7 reguliert. Deshalb lässt sich über diese Strömpunkte auch während der Geburt, in größeren Wehenpausen, neue Kraft tanken.

Wo befinden sich die Strömpunkte? Die Energiepunkte 7 befinden sich jeweils an der Unterseite der großen Zehen.

So wird geströmt: Die Fingerspitzen der rechten Hand leicht auf den rechten Energiepunkt 7 legen. Gleichzeitig die Fingerspitzen der linken Hand leicht auf den linken Energiepunkt 7 legen.

Bequeme Strömposition: Mit angezogenen Beinen im Sitzen, mit Babybauch im Schneidersitz, während Geburt von einem lieben Menschen strömen lassen.

Kurzgriff für zwischendurch: Beide Ringfinger nacheinander strömen.

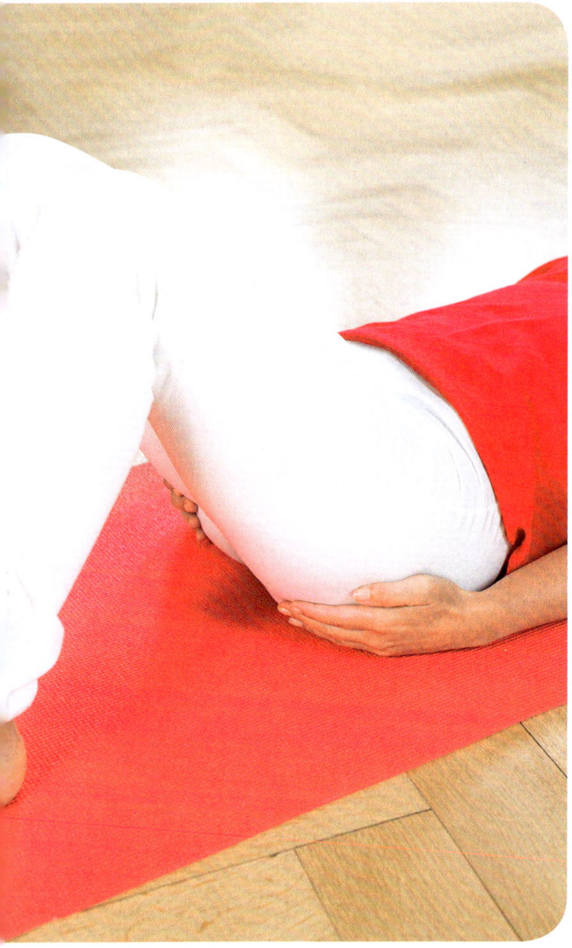

Schwere Beine

Wenn die Beine vor allem abends ausgepowert, müde, angeschwollen und schwer wie Blei sind, hat das nicht nur mit dem zunehmenden Gewicht zu tun, sondern auch damit, dass die Venen in der Schwangerschaft mehr leisten müssen. Das regelmäßige Strömen der Energiepunkte 25 verhindert Stauungen in den Beinen.

Wo befinden sich die Strömpunkte? Die Energiepunkte 25 befinden sich jeweils an der rechten und linken Gesäßhälfte, auf den Sitzbeinhöckern. Die spürt man deutlich, wenn man sich auf die Hände setzt.

So wird geströmt: Die Fingerspitzen der rechten Hand leicht auf den rechten Energiepunkt 25 legen. Gleichzeitig die Fingerspitzen der linken Hand leicht auf den linken Energiepunkt 25 legen.

Bequeme Strömposition: Im Liegen. Auf dem Sofa ist es angenehm, die Beine dabei aufzustellen und seitlich an die Rückenlehne zu legen.

Kurzgriff für zwischendurch: Beide Mittelfinger nacheinander strömen.

Rückbildung

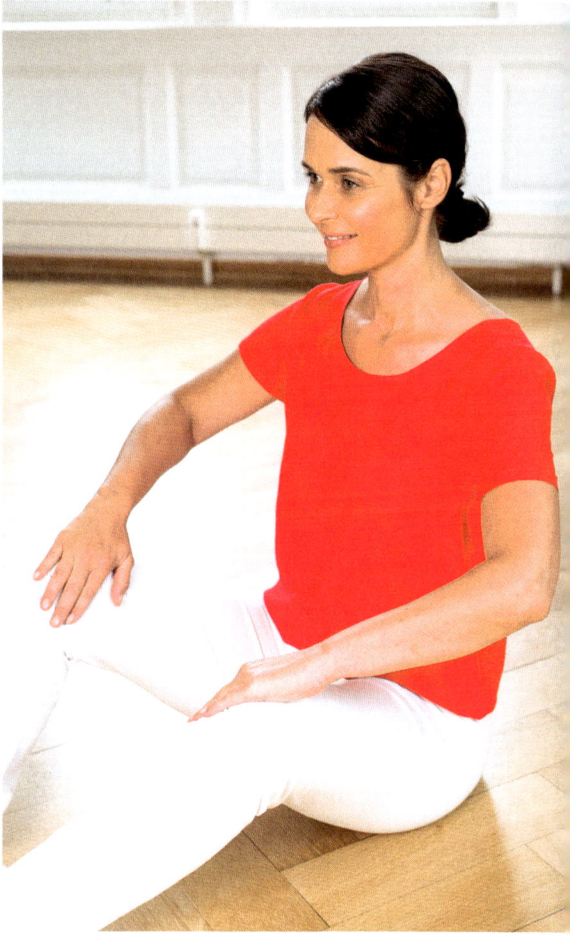

Neben spezieller Gymnastik ist tägliches Strömen hilfreich, um den Prozess der Rückbildung der Gebärmutter zu unterstützen und den Beckenboden zu stärken. Empfehlenswert sind die Energiepunkte 1, mit denen man tiefere Muskelschichten erreichen kann. Beginnen Sie nach der Geburt so bald wie möglich mit dem Strömen.

Wo befinden sich die Strömpunkte? Die Energiepunkte 1 befinden sich jeweils an der rechten und linken Innenseite des Knies. Beugt man das Knie, entsteht an der Innenseite eine Falte. Dort ist Energiepunkt 1.

So wird geströmt: Die Fingerspitzen der rechten Hand leicht auf den rechten Energiepunkt 1 legen. Gleichzeitig die Fingerspitzen der linken Hand leicht auf den linken Energiepunkt 1 legen.

Bequeme Strömposition: Im Sitzen, leicht nach vorne gebeugt, die Unterarme dabei auf einer Lehne ruhend. Oder: Die Energiepunkte im Kutschersitz mit den Armen über Kreuz strömen.

Kurzgriff für zwischendurch: Beide Daumen nacheinander strömen.

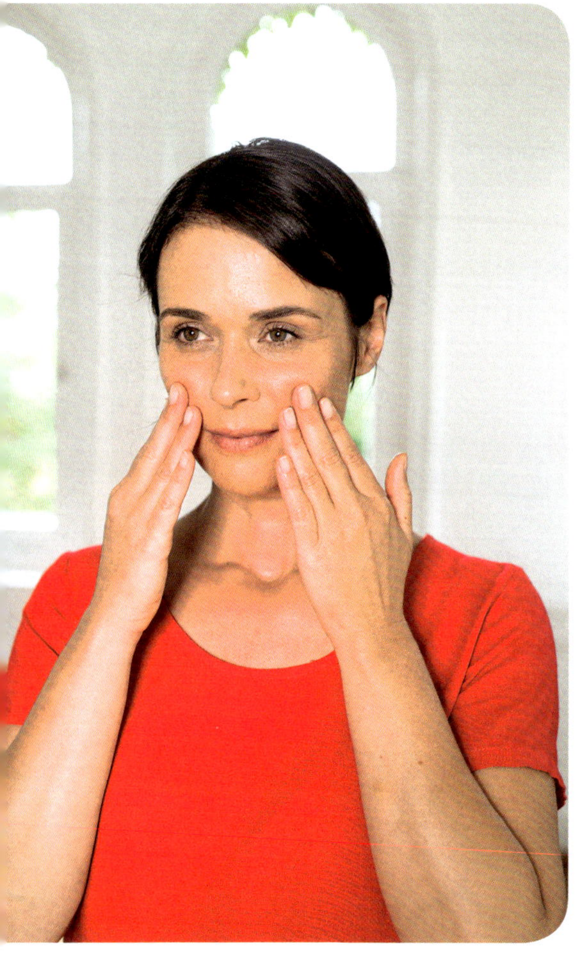

Babyblues

So nennt man das vorübergehende Stimmungstief, das nach der Geburt auftreten kann. Betroffene Mütter haben Stimmungsschwankungen, sind besonders sensibel und brechen oft ohne erkennbaren Anlass in Tränen aus. Grund ist der natürliche Hormonabfall nach der Geburt. Das Strömen der Energiepunkte 21 hilft, die Stimmung aufzuhellen.

Wo befinden sich die Strömpunkte? Die Energiepunkte 21 befinden sich rechts und links unter den Wangenknochen.

So wird geströmt: Die Fingerspitzen der rechten Hand leicht auf den rechten Energiepunkt 21 legen. Gleichzeitig die Fingerspitzen der linken Hand leicht auf den linken Energiepunkt 21 legen.

Bequeme Strömposition: Angelehnt im Sitzen, dabei die Ellbogen locker nach unten hängen lassen.

Kurzgriff für zwischendurch: Beide Daumen nacheinander strömen

Stillen

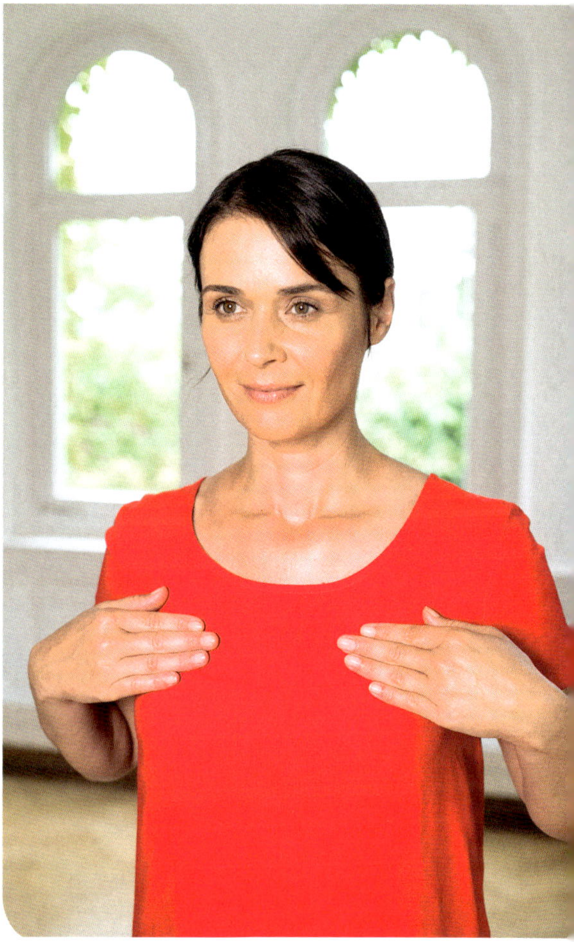

Wenn zu viel oder zu wenig Milch produziert wird, aber auch, wenn sich Flüssigkeit in der Brust staut, ist das belastend für die Mutter und trübt die Freude am Stillen. Die Energiepunkte 13 öffnen den Brustraum, lassen die Energie wieder fließen und bringen nicht nur den Milchfluss, sondern auch die Emotionen wieder ins Gleichgewicht.

Wo befinden sich die Strömpunkte? Die Energiepunkte 13 befinden sich vorne am Brustkorb, in Höhe der dritten Rippe, rechts und links vom Brustbein. Legt man die Hände aufeinander über Kreuz auf das Dekolleté, ist dort, wo die kleinen Finger aufliegen, Energiepunkt 13.

So wird geströmt: Die Fingerspitzen der rechten Hand leicht auf den rechten Energiepunkt 13 legen. Gleichzeitig die Fingerspitzen der linken Hand leicht auf den linken Energiepunkt 13 legen.

Bequeme Strömposition: Im Liegen oder angelehnt im Sitzen. Wem es angenehmer ist, der kann die Energiepunkte auch mit den Armen über Kreuz halten.

Kurzgriff für zwischendurch: Beide Mittelfinger nacheinander strömen.

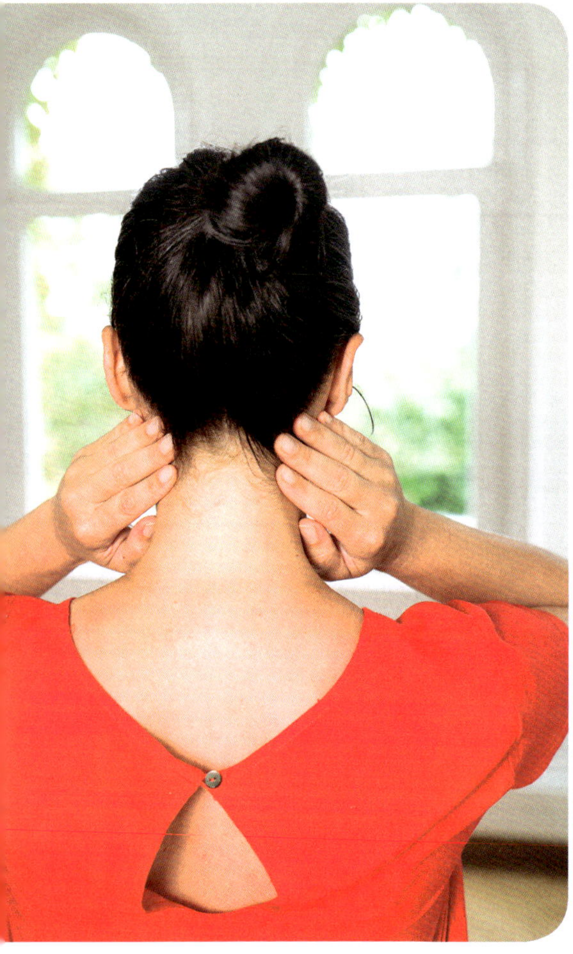

Kopfschmerzen

Die Ursachen für Kopfschmerzen sind genauso vielfältig wie die Art und Weise ihres Auftretens. In der Regel haben sie mit körperlicher oder psychischer Anspannung zu tun. Die Energiepunkte 4 liegen dort, wo Nervenstränge und Gefäße ein- und austreten. Diese Strömpunkte öffnen den Energiefluss zum Kopf und lösen Verspannungen.

Wo befinden sich die Strömpunkte? Die Energiepunkte 4 liegen am Hinterkopf, rechts und links von der Halswirbelsäule an der Schädelbasis. Man findet sie unter den Knochen am Haaransatz, rechts und links der Halswirbelsäule.

So wird geströmt: Die Fingerspitzen der rechten Hand leicht auf den rechten Energiepunkt 4 legen. Gleichzeitig die Fingerspitzen der linken Hand leicht auf den linken Energiepunkt 4 legen.

Bequeme Strömposition: Angelehnt im Sitzen. Darauf achten, dass die Ellbogen dabei locker runterhängen.

Kurzgriff für zwischendurch: Beide Ringfinger nacheinander strömen.

Gewichtsprobleme

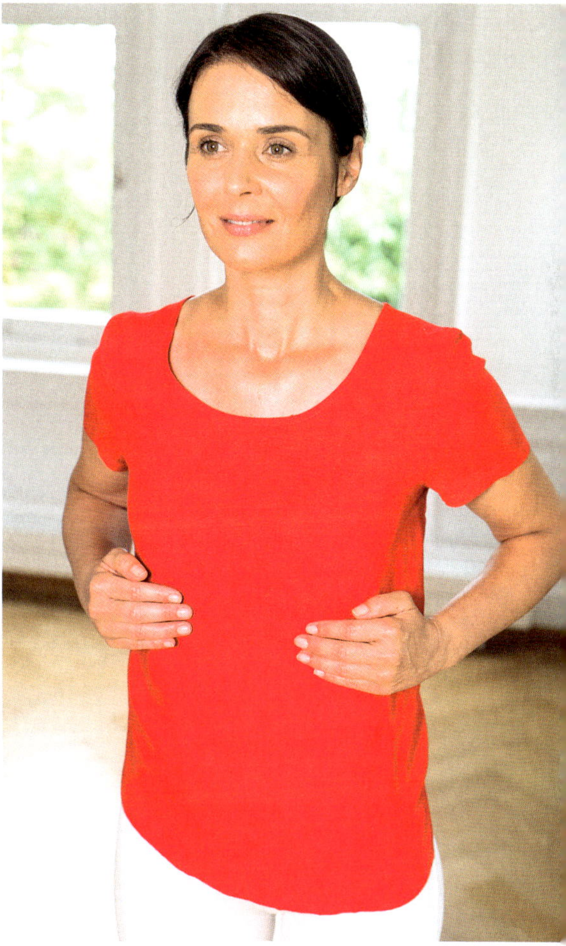

Energiepunkt 14 hilft der Verdauung, nicht nur von Nahrung, sondern auch von Ereignissen. Oft sind es Kummer, Sorgen oder Stress, die uns dazu bewegen, zu viel oder zu wenig zu essen. Durch das Strömen kommt die Energie wieder ins Gleichgewicht und das Essverhalten kann sich ändern.

Wo befinden sich die Strömpunkte? Die Energiepunkte 14 liegen auf der Vorderseite des Körpers, jeweils rechts und links am Rand des Rippenbogens. Wenn man die Finger von der Körpermitte beginnend auf den Rippenbogen legt, dann findet man dort, wo jeweils der kleine Finger liegt, Energiepunkt 14.

So wird geströmt: Die Fingerspitzen der rechten Hand leicht auf den rechten Energiepunkt 14 legen. Gleichzeitig die Fingerspitzen der linken Hand leicht auf den linken Energiepunkt 14 legen.

Bequeme Strömposition: Im Sitzen, die Unterarme dabei auf einer Lehne ruhend.

Kurzgriff für zwischendurch: Beide Ringfinger nacheinander strömen.

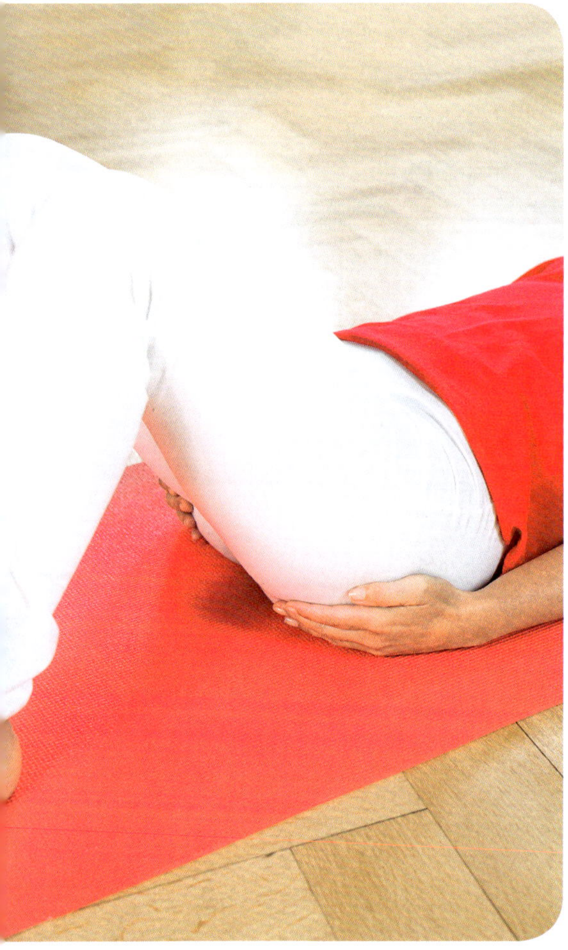

Energiemangel

Immer wieder müde, häufig angeschlagen, schlapp und unkonzentriert? Die Strömpunkte 25 sind die Spezialisten für Regeneration. Das Strömen dieser Energiepunkte unterstützt alle Körperfunktionen, bringt Wachheit, Klarheit und jede Menge Energie für die täglichen Herausforderungen.

Wo befinden sich die Strömpunkte? Die Energiepunkte 25 befinden sich jeweils an der rechten und linken Gesäßhälfte auf den Sitzbeinhöckern. Diese spürt man deutlich, wenn man sich auf die Hände setzt.

So wird geströmt: Die Fingerspitzen der rechten Hand leicht auf den rechten Energiepunkt 25 legen. Gleichzeitig die Fingerspitzen der linken Hand leicht auf den linken Energiepunkt 25 legen.

Bequeme Strömposition: Im Liegen. Auf dem Sofa ist es angenehm, die Beine dabei aufzustellen und seitlich an die Rückenlehne zu legen.

Kurzgriff für zwischendurch: Beide Mittelfinger nacheinander strömen.

Alltagstrott

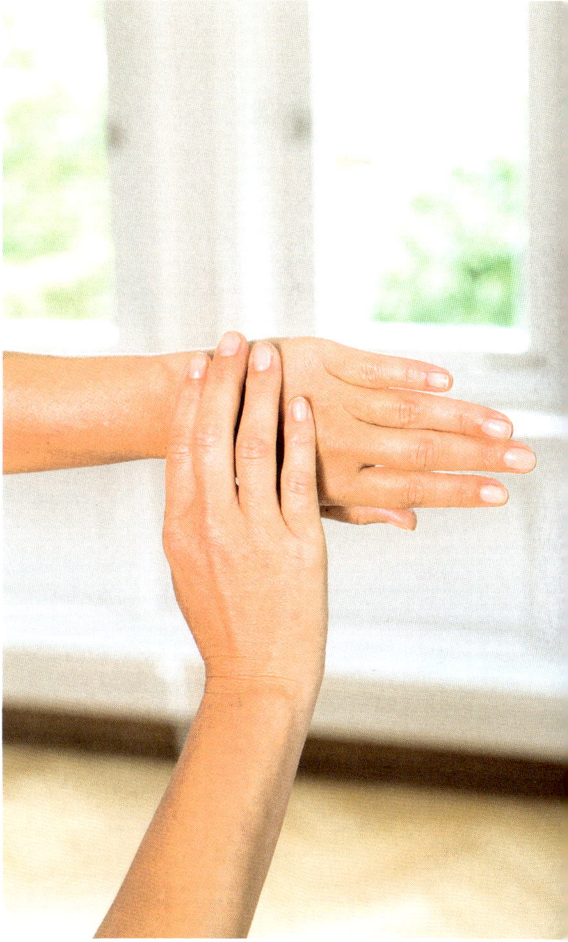

Jeden Tag das Gleiche? Wenn täglich das Murmeltier grüßt, macht das auf Dauer unzufrieden. Die Energiepunkte 17 entspannen und beleben. Die neue Energie verhilft zu kreativen Ideen, mit denen sich der Alltag freudiger gestalten lässt. Das bringt wieder frischen Wind in die Tagesabläufe.

Wo befinden sich die Strömpunkte? Die Energiepunkte 17 liegen jeweils an der Außenseite der Handgelenke auf der Seite des kleinen Fingers. Kurz vor dem Handknöchel, in der kleinen Kuhle, ist Energiepunkt 17.

So wird geströmt: Die Fingerspitzen der linken Hand leicht auf den rechten Energiepunkt 17 legen. Danach: die Fingerspitzen der rechten Hand leicht auf den linken Energiepunkt 17 legen.

Bequeme Strömposition: Im Sitzen, die Hände dabei locker auf die Oberschenkel legen.

Kurzgriff für zwischendurch: Beide Ringfinger nacheinander strömen.

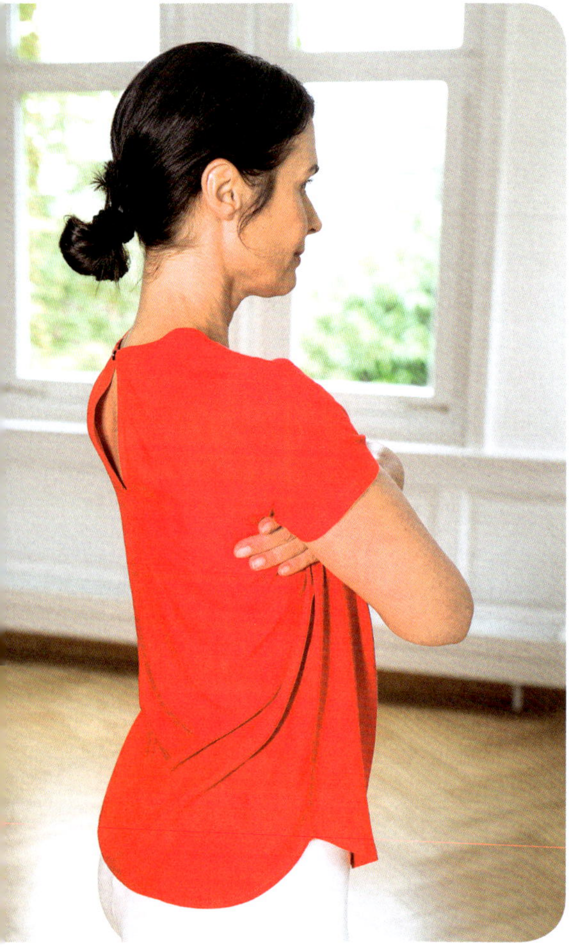

Selbstliebe

Es gibt Zeiten, da mag man sich selbst nicht. Oft ist man dann zu streng mit sich und kommt dadurch erst recht nicht aus der Abwärtsspirale heraus. Sich selbst zu umarmen, wäre in solchen Momenten zu empfehlen. Dafür sind die Energiepunkte 26 genau richtig.

Wo befinden sich die Strömpunkte? Die Energiepunkte 26 befinden sich jeweils am äußeren Rand der Schulterblätter, in der Nähe der Achseln. Um die Punkte zu finden, legen Sie die Hände in die Achseln, die Arme sind dabei über Kreuz. Die Daumen weisen zur Körpervorderseite. Die übrigen Finger liegen am Schulterblattrand, dort ist jeweils Punkt 26.

So wird geströmt: Die Fingerspitzen der rechten Hand leicht auf den linken Energiepunkt 26 legen. Gleichzeitig die Fingerspitzen der linken Hand leicht auf den rechten Energiepunkt 26 legen.

Bequeme Strömposition: Im Liegen oder angelehnt im Sitzen. Darauf achten, die Schultern dabei nicht hochzuziehen.

Kurzgriff für zwischendurch: Die Mitte der Handflächen erst links, dann rechts strömen.

Durchsetzungsvermögen

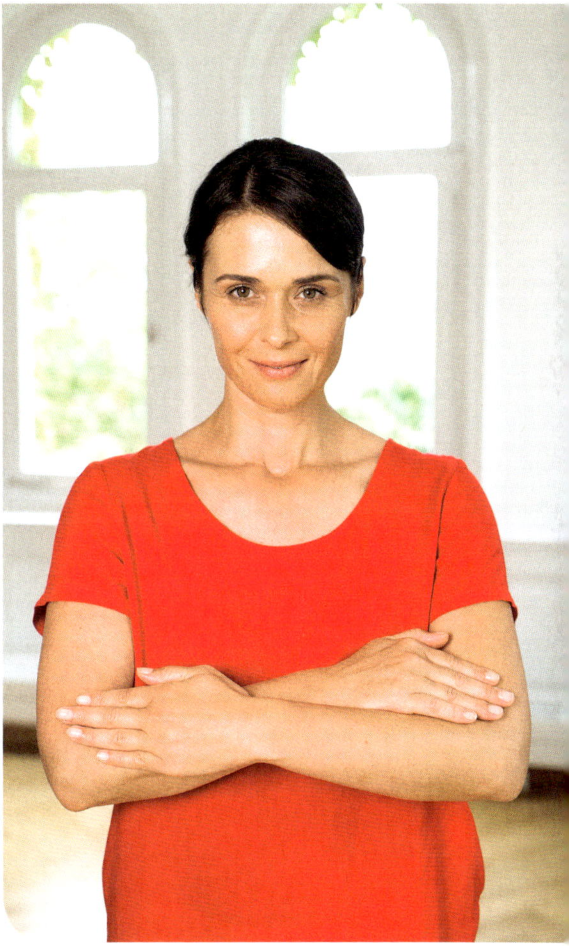

Besonders in der Partnerschaft, bei Eltern, Schwiegereltern, Kindern oder im Berufsleben ist es nicht immer einfach, den eigenen Standpunkt zu vertreten. Dabei hilft es auf lange Sicht niemandem, wenn man sich immer nur zurücknimmt. Die Energiepunkte 19 unterstützen dabei, den eigenen Standpunkt zu finden und zu vertreten und machen es leichter, sich durchzusetzen.

Wo befinden sich die Strömpunkte? Die Energiepunkte 19 liegen am Außenrand der Ellenbogen. Beugt man den Ellbogen an, findet man jeweils am äußeren Ende der Ellbogenfalte Energiepunkt 19.

So wird geströmt: Die Fingerspitzen der rechten Hand leicht auf den linken Energiepunkt 19 legen. Gleichzeitig die Fingerspitzen der linken Hand leicht auf den rechten Energiepunkt 19 legen.

Bequeme Strömposition: Angelehnt im Sitzen.

Kurzgriff für zwischendurch: Beide Daumen nacheinander strömen.

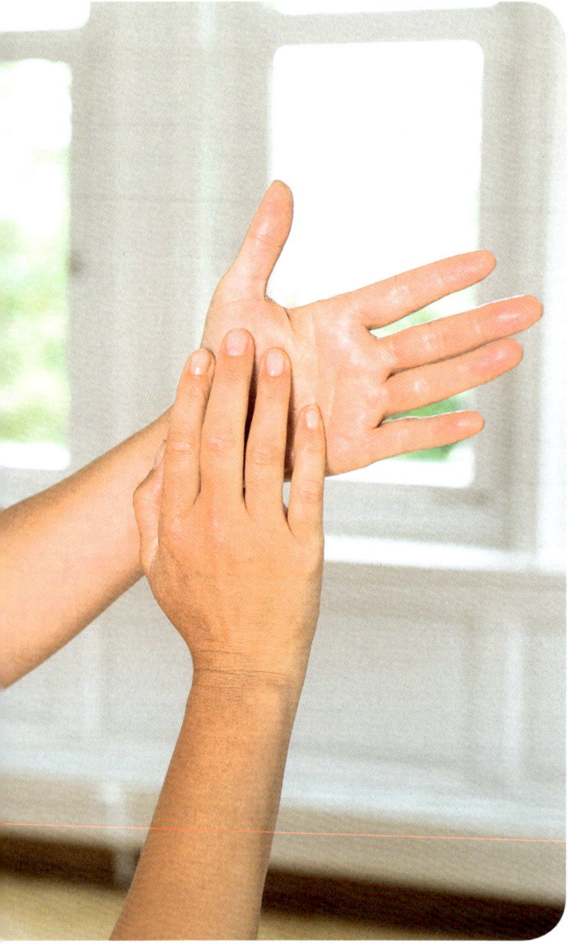

Entschleunigung

Manchmal geraten wir in ein Hamsterrad, das uns gegen unsere Natur immer schneller werden lässt. Oft merken wir erst, wenn es uns nicht gut geht, dass wir am Limit sind. Die Energiepunkte 18 helfen, Ballast abzuwerfen. Täglich eine kleine Strömpause drosselt das Tempo und öffnet den Blick fürs Wesentliche.

Wo befinden sich die Strömpunkte? Die Energiepunkte 18 sind jeweils in der Handinnenfläche an der Daumenwurzel. In der Verlängerung des Daumens findet man den Daumenballen. Dort in der Mitte liegt Energiepunkt 18.

So wird geströmt: Die Fingerspitzen der linken Hand leicht auf den rechten Energiepunkt 18 legen. Danach die Fingerspitzen der rechten Hand leicht auf den linken Energiepunkt 18 legen.

Bequeme Strömposition: Im Sitzen, die Hände dabei locker auf die Oberschenkel legen.

Kurzgriff für zwischendurch: Beide kleinen Finger nacheinander strömen.

Mehrfachbelastungen meistern

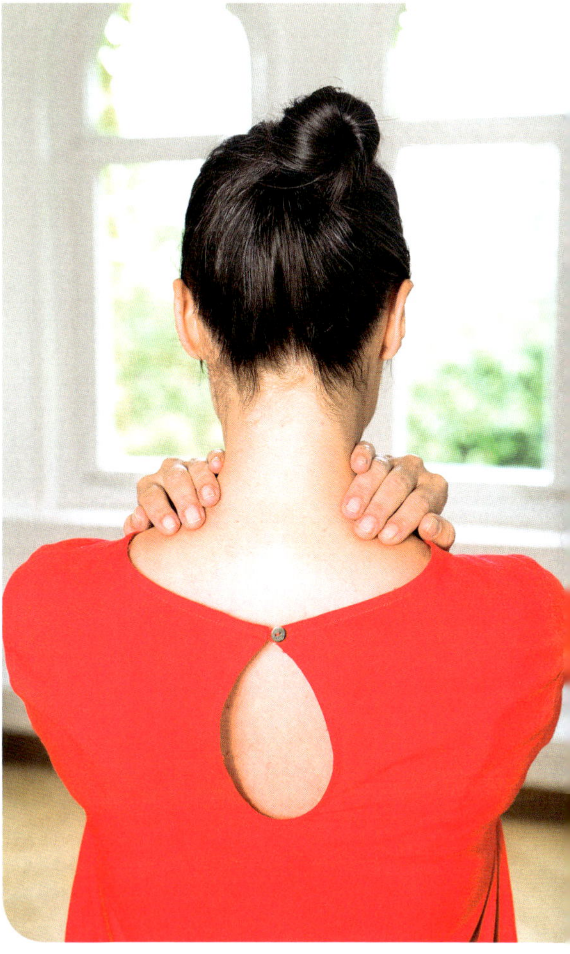

Um die vielen täglichen Aufgaben leichter bewältigen zu können, ist es nötig, sich Entlastung zu verschaffen. Statt sich zu viel aufzubürden und zu meinen, alles alleine machen zu müssen, ist es wichtig, öfter mal »Nein« zu sagen oder um Hilfe zu bitten. Die Energiepunkte 11 unterstützen dabei.

Wo befinden sich die Strömpunkte? Die Energiepunkte 11 liegen hinten am Hals. Man findet sie dort, wo Hals und Schulter zusammentreffen, wo Halsketten anliegen.

So wird geströmt: Die Fingerspitzen der rechten Hand leicht auf den rechten Energiepunkt 11 legen. Gleichzeitig die Fingerspitzen der linken Hand leicht auf den linken Energiepunkt 11 legen.

Bequeme Strömposition: Angelehnt im Sitzen, dabei die Ellbogen locker nach unten hängen lassen. Wem es angenehmer ist, der kann die Energiepunkte auch über Kreuz halten, also die Finger der linken Hand leicht auf den rechten Energiepunkt 11 legen, die Finger der rechten Hand auf den linken Energiepunkt 11.

Kurzgriff für zwischendurch: Beide Zeigefinger nacheinander strömen.

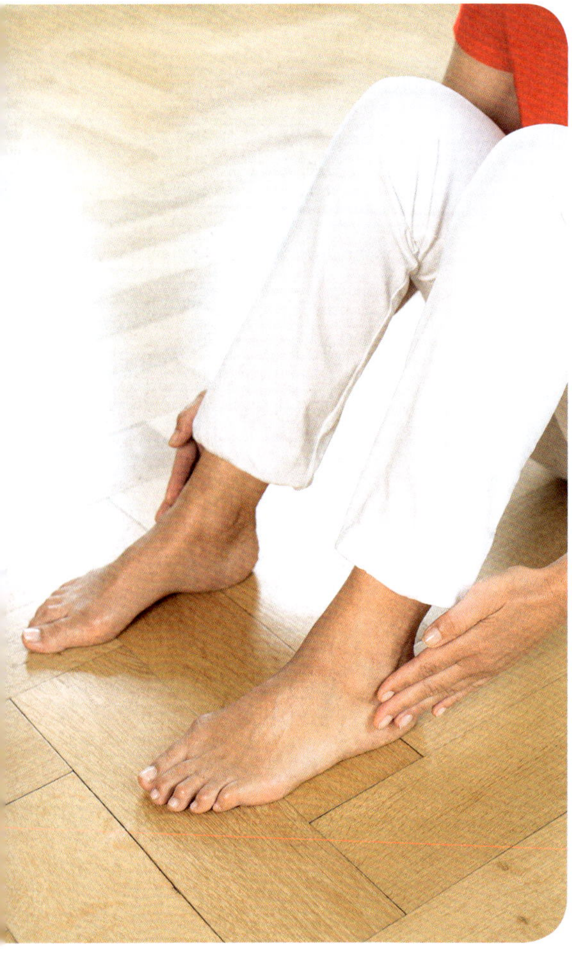

Feststecken in Problemen

Wenn Probleme unlösbar erscheinen, ist es nötig, ausgetretene Pfade und alte Verhaltensmuster zu verlassen und Neues auszuprobieren. Die Energiepunkte 16 verhelfen zu einem klaren Kopf und unterstützen dabei, den Mut zu finden, neu zu handeln.

Wo befinden sich die Strömpunkte? Die Energiepunkte 16 liegen jeweils hinten an der Außenseite des rechten und linken Fußes. Und zwar in der Vertiefung zwischen Außenknöchel und Ferse.

So wird geströmt: Die Fingerspitzen der rechten Hand leicht auf den rechten Energiepunkt 16 legen. Gleichzeitig die Fingerspitzen der linken Hand leicht auf den linken Energiepunkt 16 legen.

Bequeme Strömposition: Im Sitzen mit angezogenen Beinen.

Kurzgriff für zwischendurch: Beide Daumen nacheinander strömen.

Stress

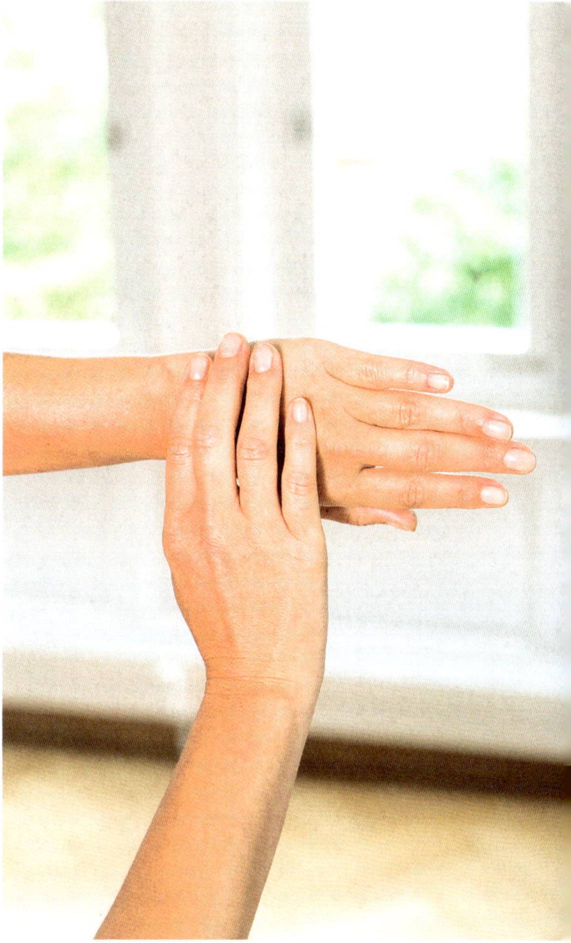

Wenn wir mit Reizen überflutet sind und zu viele Anforderungen an uns gestellt werden, ist unser Nervensystem schnell überlastet. Wir fühlen uns gehetzt und ausgebrannt. Das Strömen der Energiepunkte 17 stärkt die Nerven, entspannt und hilft so, Stress abzubauen.

Wo befinden sich die Strömpunkte? Die Energiepunkte 17 liegen jeweils an der Außenseite der Handgelenke auf der Seite des kleinen Fingers. Kurz vor dem Handknöchel, in der kleinen Kuhle, ist Energiepunkt 17.

So wird geströmt: Die Fingerspitzen der linken Hand leicht auf den rechten Energiepunkt 17 legen. Danach die Fingerspitzen der rechten Hand leicht auf den linken Energiepunkt 17 legen.

Bequeme Strömposition: Im Sitzen, die Hände dabei locker auf die Oberschenkel legen.

Kurzgriff für zwischendurch: Beide Ringfinger nacheinander strömen.

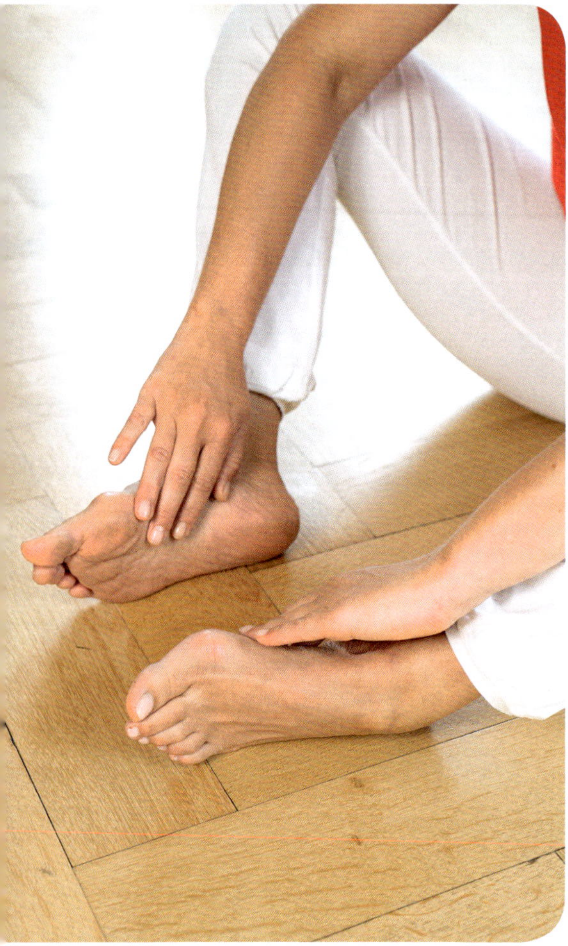

Ausgeglichenheit

Manche Erlebnisse, aber auch Gedanken und Gefühle bringen uns aus der Balance. Vieles lässt sich ad hoc nicht ändern. Das Strömen der Energiepunkte 6 unterstützt dabei, diese Zustände so anzunehmen, wie sie sind, sie anders zu beurteilen und dadurch wieder ins seelische Gleichgewicht zu kommen.

Wo befinden sich die Strömpunkte? Die Energiepunkte 6 sind unter der Fußsohle am Fußgewölbe. Sie liegen jeweils zwei Fingerbreit unter dem Großzehenballen auf der Linie der großen Zehen.

So wird geströmt: Die Fingerspitzen der rechten Hand leicht auf den rechten Energiepunkt 6 legen. Gleichzeitig die Fingerspitzen der linken Hand leicht auf den linken Energiepunkt 6 legen.

Bequeme Strömposition: Im Sitzen mit angezogenen, leicht nach außen geöffneten Beinen.

Kurzgriff für zwischendurch: Beide Mittelfinger nacheinander strömen.

Loslassen

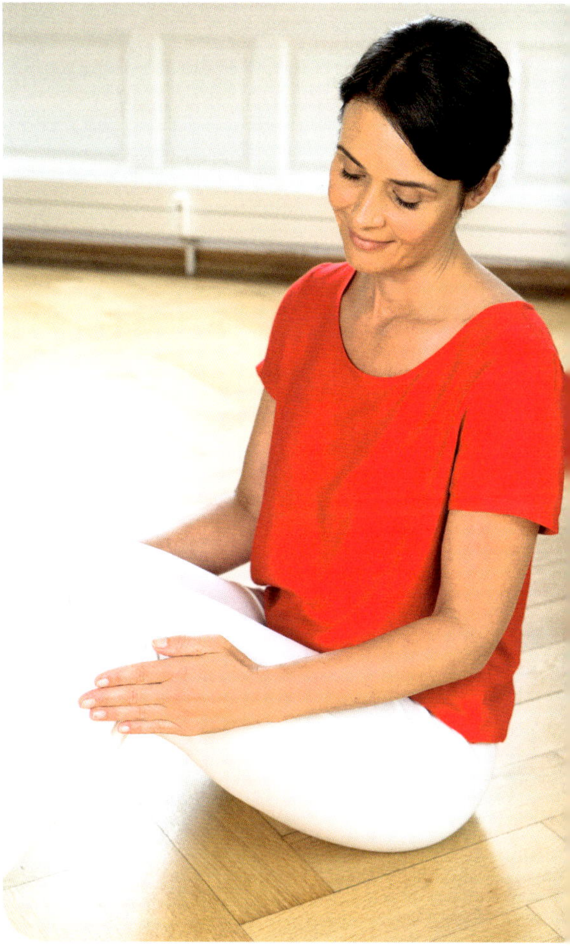

Im Leben gibt es immer wieder Wendepunkte, die man nicht wahrhaben will. Zum Beispiel, wenn die Kinder aus dem Haus gehen oder einschneidende berufliche Veränderungen passieren. Das Strömen der Energiepunkte 8 hilft uns, loszulassen und dem Wandel im Leben zuzustimmen. Es fördert das Vertrauen, dass alles, was kommt, schon seine Richtigkeit hat. Häufig versteht man dies allerdings erst rückwirkend.

Wo befinden sich die Strömpunkte? Die Energiepunkte 8 befinden sich jeweils an der Außenseite des Knies unter dem Kniegelenk, am Sehnenansatz der Unterschenkelmuskulatur. Wo die äußere Hosenbeinnaht verläuft, ist unterhalb des Knies ein runder Knochenansatz spürbar. Dort liegt Energiepunkt 8.

So wird geströmt: Die Fingerspitzen der rechten Hand leicht auf den rechten Energiepunkt 8 legen. Gleichzeitig die Fingerspitzen der linken Hand leicht auf den linken Energiepunkt 8 legen.

Bequeme Strömpositon: Im Sitzen, die Unterarme dabei auf einer Lehne ruhen lassen und die Füße auf einen Schemel stellen.

Kurzgriff für zwischendurch: Beide Zeigefinger nacheinander strömen.

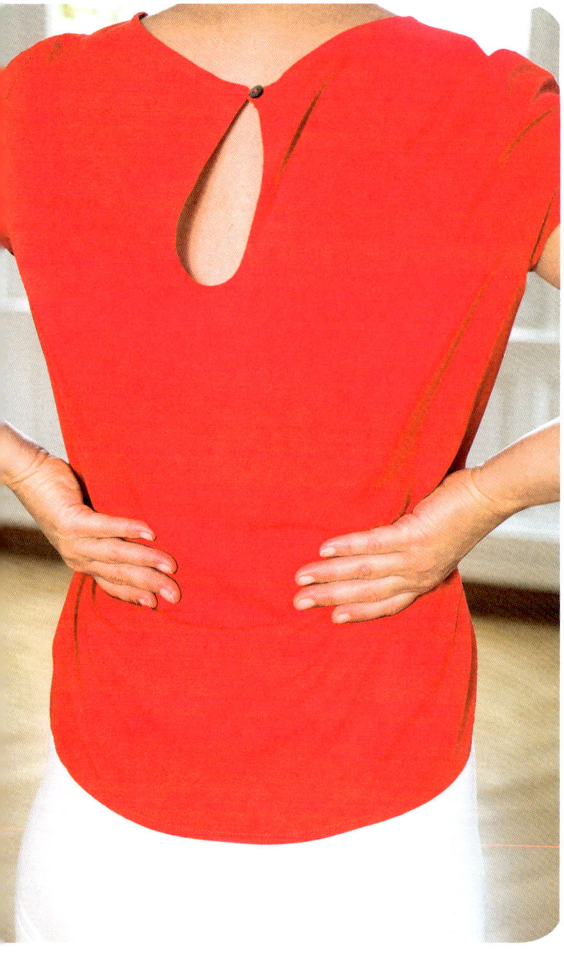

Andere annehmen

Ständig nur die vermeintlichen Fehler von anderen zu sehen, ist anstrengend und macht unzufrieden. Interessant wäre, herauszufinden, warum eigentlich die Fehler der anderen so stören. Vielleicht finden wir so manche auch bei uns selbst. Die Energiepunkte 2 helfen uns, eine klare Sicht auf die Dinge zu bekommen, unterstützen die Selbsterkenntnis und geben uns dadurch die Möglichkeit, das Verurteilen mehr und mehr aufzugeben.

Wo befinden sich die Strömpunkte? Die Energiepunkte 2 befinden sich auf dem Rücken, jeweils etwa fünf Zentimeter links und rechts der Wirbelsäule auf dem Beckenrand. Wenn man sich die Hände in die Hüften stemmt, um den Rücken zu entlasten, dann sind dort, wo die Zeige- und Mittelfinger hinten aufliegen, die Energiepunkte 2.

So wird geströmt: Die Fingerspitzen der rechten Hand leicht auf den rechten Energiepunkt 2 legen. Gleichzeitig die Fingerspitzen der linken Hand leicht auf den linken Energiepunkt 2 legen.

Bequeme Strömposition: Im Sitzen.

Kurzgriff für zwischendurch: Beide Ringfinger nacheinander strömen.

Frieden

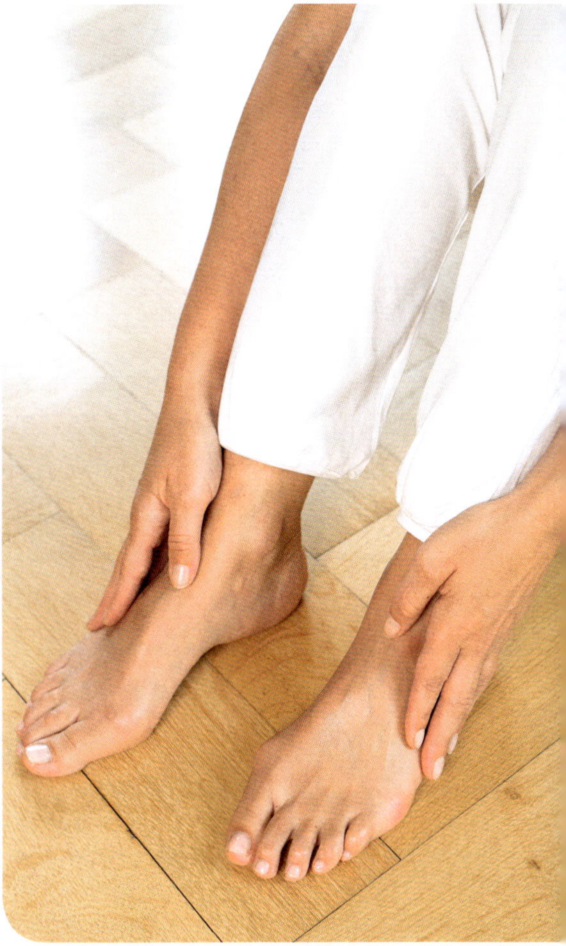

Frieden fängt immer im Kleinen an und beginnt somit erst mal bei uns selbst. Das Strömen der Energiepunkte 24 hilft dabei, mit sich selbst ins Reine zu kommen. Es ermöglicht, negative Bewertungen und Gedanken wie Rache, Eifersucht und Missgunst zu überwinden, die Sicht der anderen zu verstehen und anzuerkennen. Das schafft die Grundlage für ein friedliches Miteinander.

Wo befinden sich die Strömpunkte? Die Energiepunkte 24 liegen an der Außenseite der Füße, jeweils am Fußrand, drei Fingerbreit vom kleinen Zeh in Richtung Ferse.

So wird geströmt: Die Fingerspitzen der rechten Hand leicht auf den rechten Energiepunkt 24 legen. Gleichzeitig die Fingerspitzen der linken Hand leicht auf den linken Energiepunkt 24 legen.

Bequeme Strömposition: Im Sitzen, mit aufgestellten Füßen.

Kurzgriff für zwischendurch: Beide kleinen Finger nacheinander strömen.

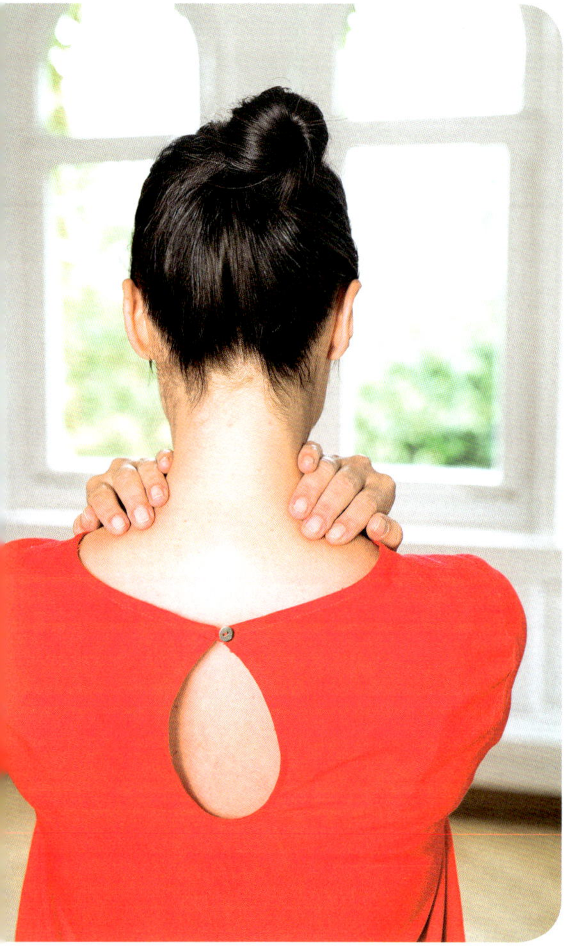

Hormone

Die gravierenden Veränderungen im Hormonhaushalt wirken individuell und unterschiedlich. Egal, welche Beschwerden damit verbunden sind, das tägliche Strömen der Energiepunkte 11 beeinflusst das Hormonsystem positiv und harmonisiert die psychische Belastung, die mit den Wechseljahren häufig einhergeht.

Wo befinden sich die Strömpunkte? Die Energiepunkte 11 liegen hinten am Hals. Man findet sie jeweils dort, wo Hals und Schulter zusammentreffen, wo Halsketten anliegen.

So wird geströmt: Die Fingerspitzen der rechten Hand leicht auf den rechten Energiepunkt 11 legen. Gleichzeitig die Fingerspitzen der linken Hand leicht auf den linken Energiepunkt 11 legen.

Bequeme Strömposition: Angelehnt im Sitzen, dabei die Ellbogen locker nach unten hängen lassen. Wem es angenehmer ist, der kann die Energiepunkte auch über Kreuz halten, also die Finger der linken Hand leicht auf den rechten Energiepunkt 11 legen, die Finger der rechten Hand auf den linken Energiepunkt 11.

Kurzgriff für zwischendurch: Beide Zeigefinger nacheinander strömen.

Hitzewallungen

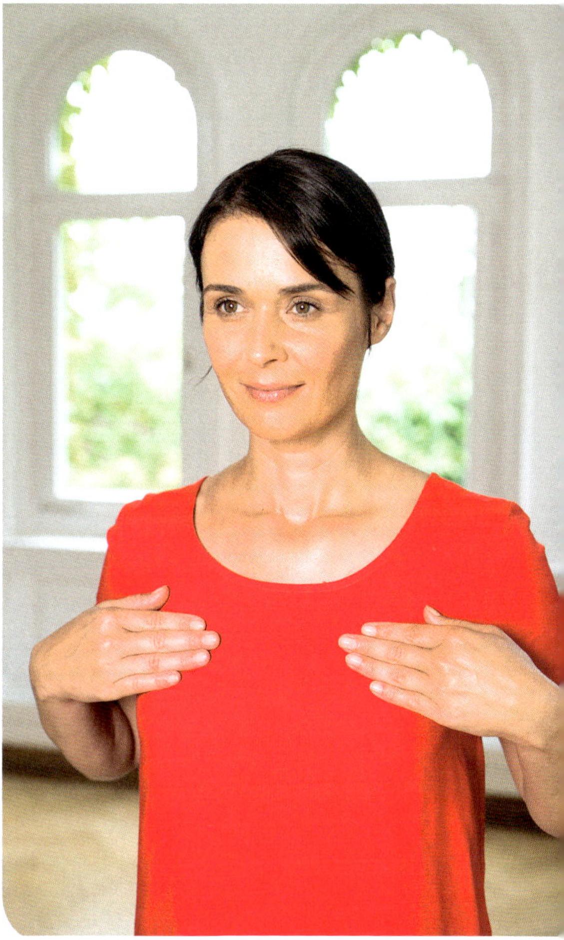

Plötzlich auftretende Hitze, die sich über Brust und Kopf ausbreitet und zu einem Schweißbruch führt, ist typisch für die Wechseljahre. Die Energiepunkte 13 helfen, die Beschwerden zu lindern und bringen auch die aufgewühlten Emotionen wieder ins Gleichgewicht. Strömen Sie täglich.

Wo befinden sich die Strömpunkte? Die Energiepunkte 13 befinden sich vorne am Brustkorb, in Höhe der dritten Rippe, rechts und links vom Brustbein. Legt man die Hände aufeinander über Kreuz auf das Dekolleté, dann sind dort, wo jeweils die kleinen Finger aufliegen, die Energiepunkte 13.

So wird geströmt: Die Fingerspitzen der rechten Hand leicht auf den rechten Energiepunkt 13 legen. Gleichzeitig die Fingerspitzen der linken Hand leicht auf den linken Energiepunkt 13 legen.

Bequeme Strömposition: Im Liegen oder angelehnt im Sitzen. Wem es angenehmer ist, der kann die Energiepunkte auch mit den Armen über Kreuz halten. Das ist besonders bei nächtlichen Schweißausbrüchen angenehmer.

Kurzgriff für zwischendurch: Beide Mittelfinger nacheinander strömen.

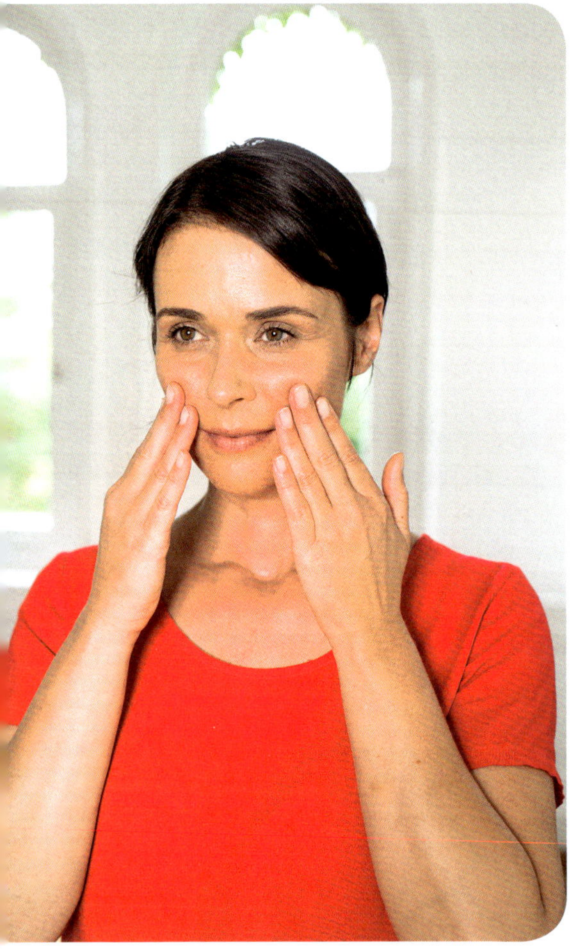

Stimmungs-schwankungen

Der veränderte Hormonhaushalt kann uns öfter mal in eine emotionale Achterbahn verfrachten, wobei die Talfahrt oft die Oberhand bekommt. Man fühlt sich niedergeschlagen und betrübt. Das Strömen der Energiepunkte 21 ermöglicht es, die positiven Emotionen wieder hochzufahren und die Stimmung zu verbessern.

Wo befinden sich die Strömpunkte? Die Energiepunkte 21 befinden sich rechts und links unter den Wangenknochen.

So wird geströmt: Die Fingerspitzen der rechten Hand leicht auf den rechten Energiepunkt 21 legen. Gleichzeitig die Fingerspitzen der linken Hand leicht auf den linken Energiepunkt 21 legen.

Bequeme Strömposition: Angelehnt im Sitzen, dabei die Ellbogen locker nach unten hängen lassen.

Kurzgriff für zwischendurch: Beide Daumen nacheinander strömen.

Schlafstörungen

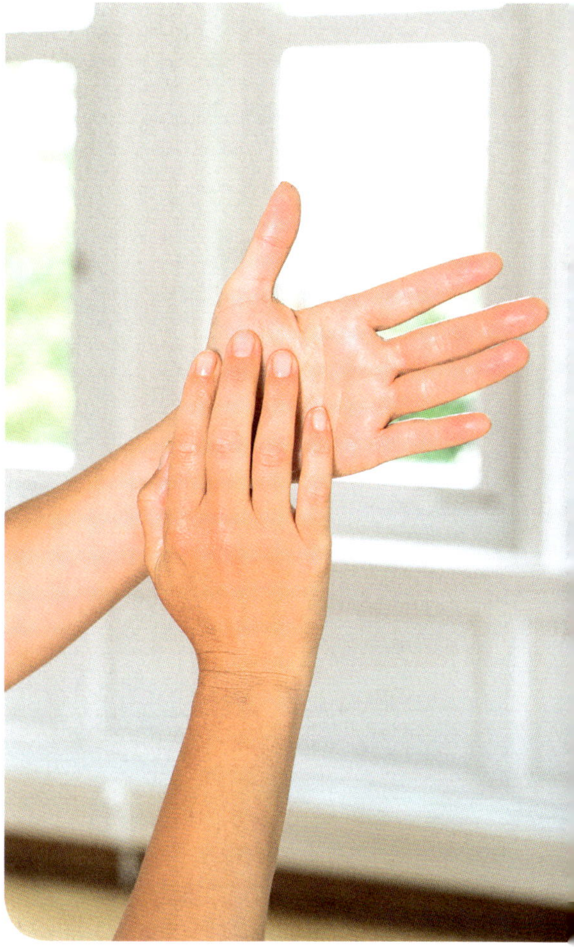

Wer nachts nicht durchschlafen kann, ist tagsüber oft gerädert, lustlos und nicht leistungsfähig. Auf Dauer schwächt das die Psyche und das Immunsystem. Das Strömen der Energiepunkte 18 entspannt den Körper und den unruhigen Geist, zum Beispiel, wenn Sorgen und Grübeleien das Einschlafen und Durchschlafen verhindern.

Wo befinden sich die Strömpunkte? Die Energiepunkte 18 sind jeweils in der Handinnenfläche, an der Daumenwurzel. In der Verlängerung des Daumens findet man den Daumenballen, dort in der Mitte liegt Energiepunkt 18.

So wird geströmt: Die Fingerspitzen der linken Hand leicht auf den rechten Energiepunkt 18 legen. Danach die Fingerspitzen der rechten Hand leicht auf den linken Energiepunkt 18 legen.

Bequeme Strömposition: In der bevorzugten Schlafposition.

Kurzgriff für zwischendurch: Beide kleinen Finger nacheinander strömen.

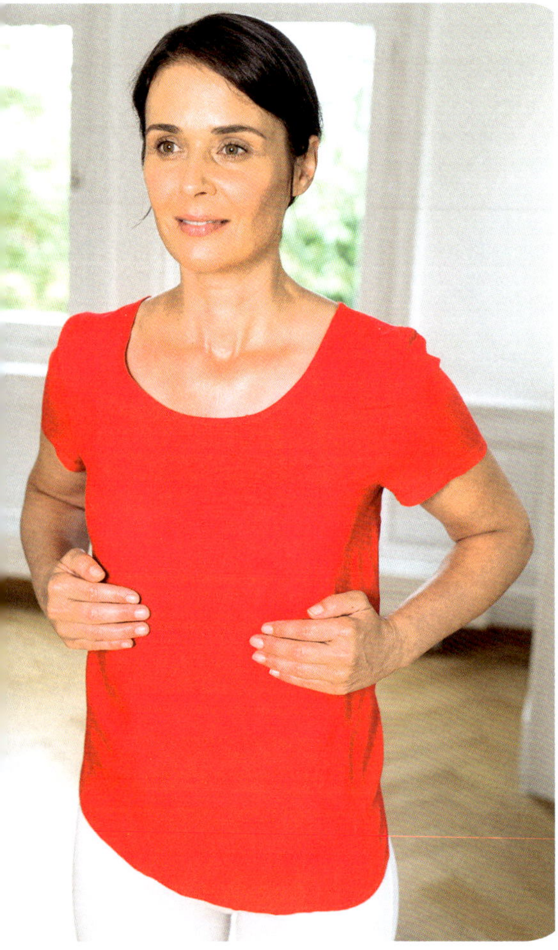

Leeres-Nest-Syndrom

Wenn die Kinder aus dem Haus gehen, ist es anfangs für fast alle schwierig, damit zurechtzukommen, dass das »Nest« jetzt leer ist. Nun ist es wichtig, sich zu erlauben, erst einmal traurig zu sein. Denn: Unterdrückte Emotionen können zu depressiven Verstimmungen führen. Das Strömen der Energiepunkte 14 hilft, belastende Ereignisse besser zu verdauen, die Gefühle zuzulassen und zu wandeln, um dann zuversichtlich in die Zukunft zu blicken.

Wo befinden sich die Strömpunkte? Die Energiepunkte 14 liegen auf der Vorderseite des Körpers, jeweils rechts und links am Rand des Rippenbogens. Legt man die Finger, von der Körpermitte beginnend, auf den Rippenbogen, ist dort, wo jeweils der kleine Finger aufliegt, Energiepunkt 14.

So wird geströmt: Die Fingerspitzen der rechten Hand leicht auf den rechten Energiepunkt 14 legen. Gleichzeitig die Fingerspitzen der linken Hand leicht auf den linken Energiepunkt 14 legen.

Bequeme Strömposition: Im Sitzen, die Unterarme dabei auf einer Lehne ruhend.

Kurzgriff für zwischendurch: Beide Ringfinger nacheinander strömen.

Lebensfreude

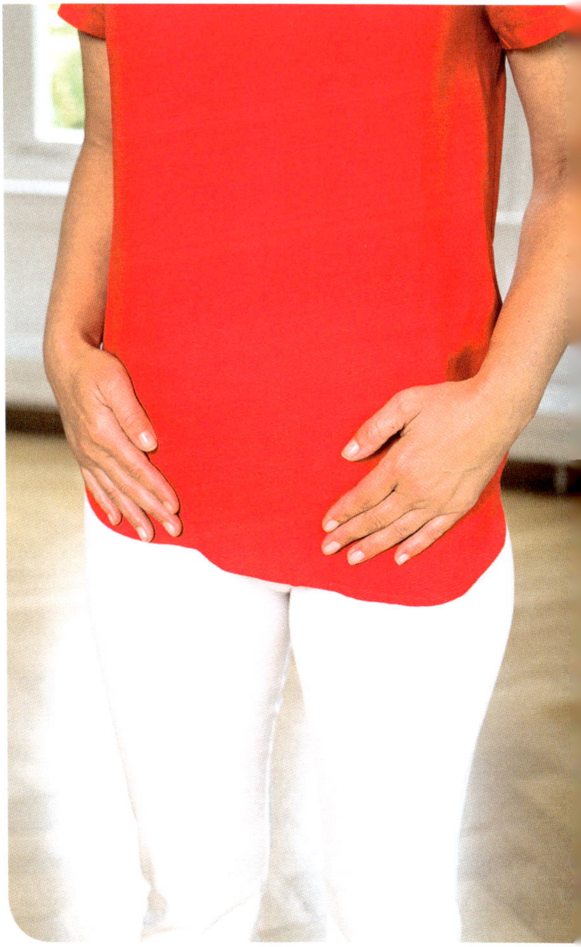

Häufig sind wir es selbst, die sich von Kleinigkeiten die Laune verderben und die Freude nehmen lassen. Dabei haben wir auch die Wahl, manches nicht so ernst zu nehmen und die schönen Seiten des Lebens in den Vordergrund zu stellen. Das Strömen der Energiepunkte 15 lässt Liebe, Freude und Lachen ins Herz fließen.

Wo befinden sich die Strömpunkte? Die Energiepunkte 15 befinden sich auf der Körpervorderseite, jeweils rechts und links des Schambeins. Legt man die Finger in die Leistenbeuge, ist dort, wo der Mittelfinger liegt, Energiepunkt 15.

So wird geströmt: Die Fingerspitzen der rechten Hand leicht auf den rechten Energiepunkt 15 legen. Gleichzeitig die Fingerspitzen der linken Hand leicht auf den linken Energiepunkt 15 legen.

Bequeme Strömposition: Im Liegen, angelehnt im Sitzen oder einfach die Hände in die Hosentaschen stecken!

Kurzgriff für zwischendurch: Beide kleinen Finger nacheinander strömen.

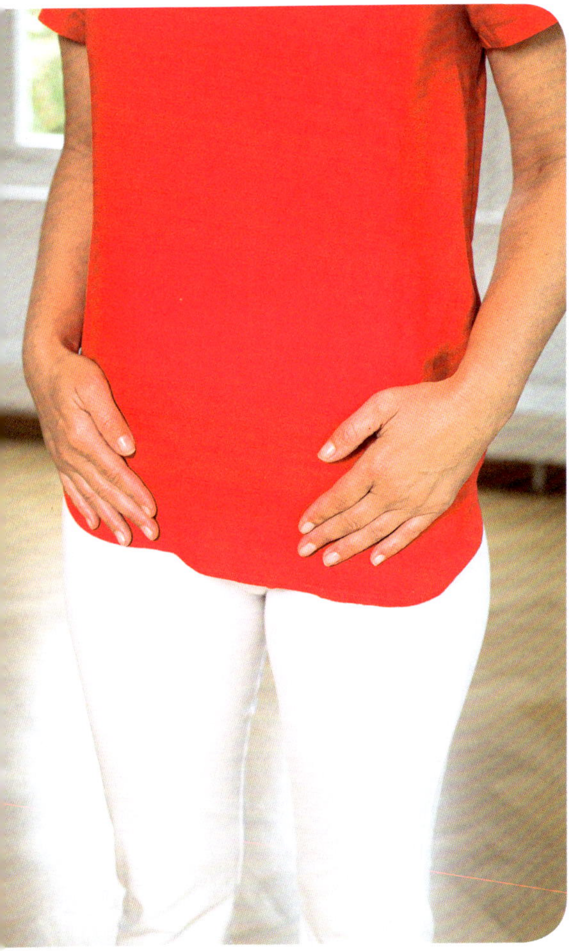

Veränderungen annehmen

Leben ist ständige Veränderung und in manchen Lebensphasen muss man sich mit besonders vielen neuen Situationen auf einmal anfreunden. Ist man über Veränderungen nicht so glücklich und würde alles lieber beim Alten belassen, hilft Energiepunkt 15, leichter damit umzugehen.

Wo befinden sich die Strömpunkte? Die Energiepunkte 15 befinden sich auf der Körpervorderseite, jeweils rechts und links des Schambeins. Legt man die Finger in die Leistenbeuge, ist dort, wo der Mittelfinger liegt, Energiepunkt 15.

So wird geströmt: Die Fingerspitzen der rechten Hand leicht auf den rechten Energiepunkt 15 legen. Gleichzeitig die Fingerspitzen der linken Hand leicht auf den linken Energiepunkt 15 legen.

Bequeme Strömposition: Im Liegen, angelehnt im Sitzen oder einfach die Hände in die Hosentaschen stecken!

Kurzgriff für zwischendurch: Beide kleinen Finger nacheinander strömen.

Neue Wege gehen

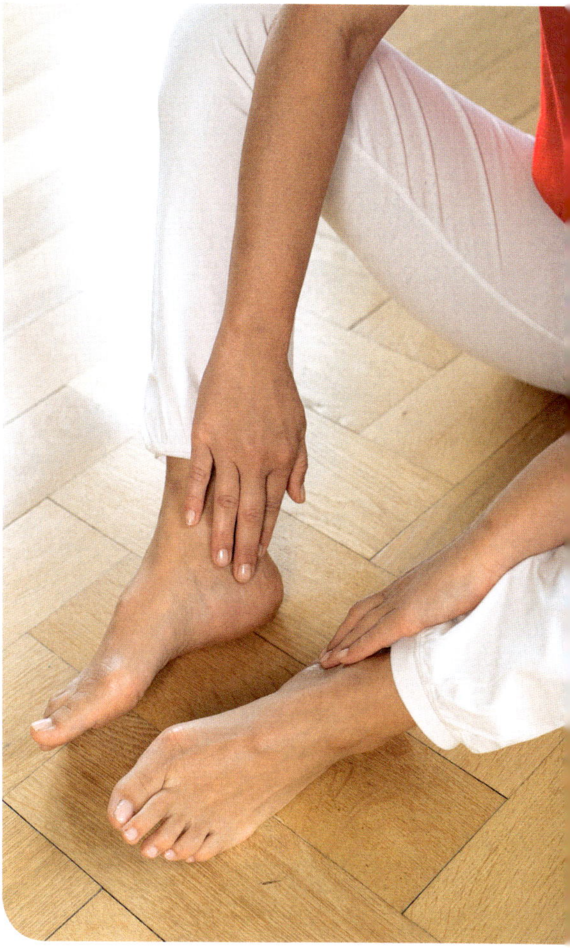

Veränderungen im Leben bergen immer auch neue Chancen und Möglichkeiten. Die perfekte Zeit, um Neues zu beginnen. Dafür ist es allerdings nötig, alte ausgetretene Pfade zu verlassen und einen Richtungswechsel zu wagen. Die Energiepunkte 5 helfen dabei, Altes und Gewohntes aufzugeben und sich an Neues, Unbekanntes heranzutrauen.

Wo befinden sich die Strömpunkte? Die Energiepunkte 5 sind jeweils an der Innenseite des Fußgelenkes zwischen Fußknöchel und Ferse. Dort, wo die kleinen, weichen Vertiefungen zu spüren sind.

So wird geströmt: Die Fingerspitzen der rechten Hand leicht auf den rechten Energiepunkt 5 legen. Gleichzeitig die Fingerspitzen der linken Hand leicht auf den linken Energiepunkt 5 legen.

Bequeme Strömposition: Mit angewinkelten Beinen im Sitzen. Die Füße dabei auf einen Hocker oder Stuhl ablegen.

Kurzgriff für zwischendurch: Beide Zeigefinger nacheinander strömen.

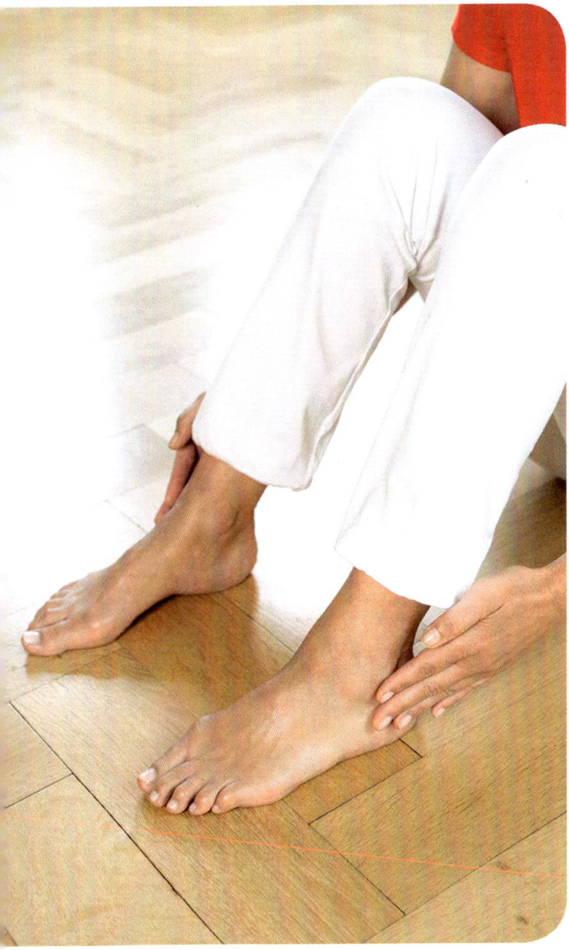

Gelenkbeschwerden

Probleme mit den Gelenken, wie zum Beispiel Arthrose und Arthritis, schränken die Bewegungsfähigkeit stark ein: Arthrose durch Abnutzung und Verschleiß der Knochen, Arthritis durch Entzündung der Gelenke. Das tägliche Strömen der Energiepunkte 16 ist gut für die Knochen und unterstützt die Beweglichkeit.

Wo befinden sich die Strömpunkte? Die Energiepunkte 16 liegen jeweils hinten an der Außenseite des rechten und linken Fußes. Und zwar in der Vertiefung zwischen Außenknöchel und Ferse.

So wird geströmt: Die Fingerspitzen der rechten Hand leicht auf den rechten Energiepunkt 16 legen. Gleichzeitig die Fingerspitzen der linken Hand leicht auf den linken Energiepunkt 16 legen.

Bequeme Strömposition: Im Sitzen mit angezogenen Beinen, die Füße dabei auf einen Hocker oder Stuhl aufstellen.

Kurzgriff für zwischendurch: Beide Daumen nacheinander strömen.

Osteoporose

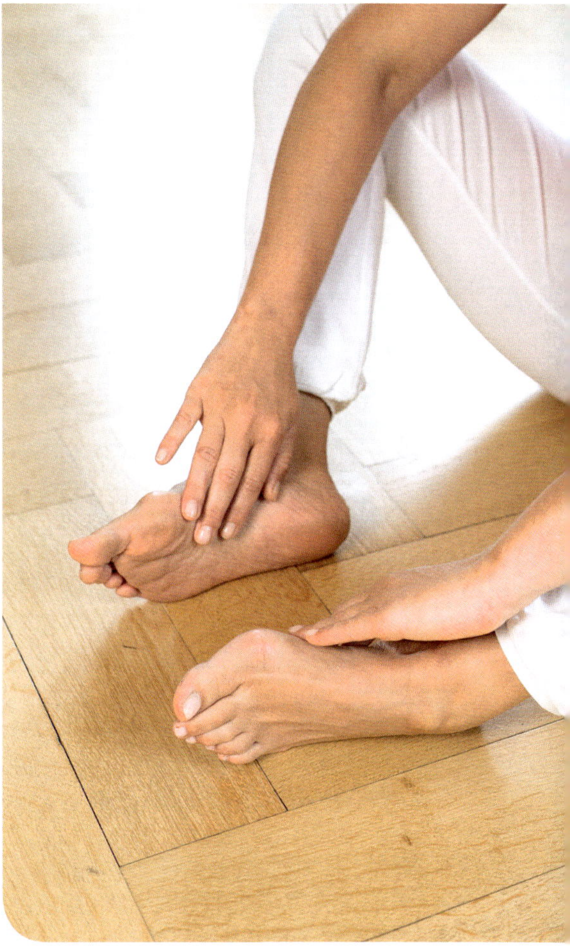

Bei Osteoporose baut sich die Knochensubstanz verstärkt ab. Dadurch werden die Knochen immer instabiler und brüchiger. Die Gründe sind beispielsweise einseitige Ernährung, mangelnde Bewegung oder genetische Vorbelastung. Die Knochendichte, die grundsätzlich im Laufe des Lebens abnimmt, lässt sich beim Arzt messen. Ist sie zu niedrig, unterstützt das tägliche Strömen der Energiepunkte 6 die Knochengesundheit.

Wo befinden sich die Strömpunkte? Die Energiepunkte 6 sind unter der Fußsohle am Fußgewölbe. Sie liegen jeweils zwei Fingerbreit unter dem Großzehenballen auf der Linie der großen Zehen.

So wird geströmt: Die Fingerspitzen der rechten Hand leicht auf den rechten Energiepunkt 6 legen. Gleichzeitig die Fingerspitzen der linken Hand leicht auf den linken Energiepunkt 6 legen.

Bequeme Strömposition: Im Sitzen mit angezogenen, leicht nach außen geöffneten Beinen. Die Füße dabei auf einen Hocker oder Stuhl ablegen.

Kurzgriff für zwischendurch: Beide Mittelfinger nacheinander strömen.

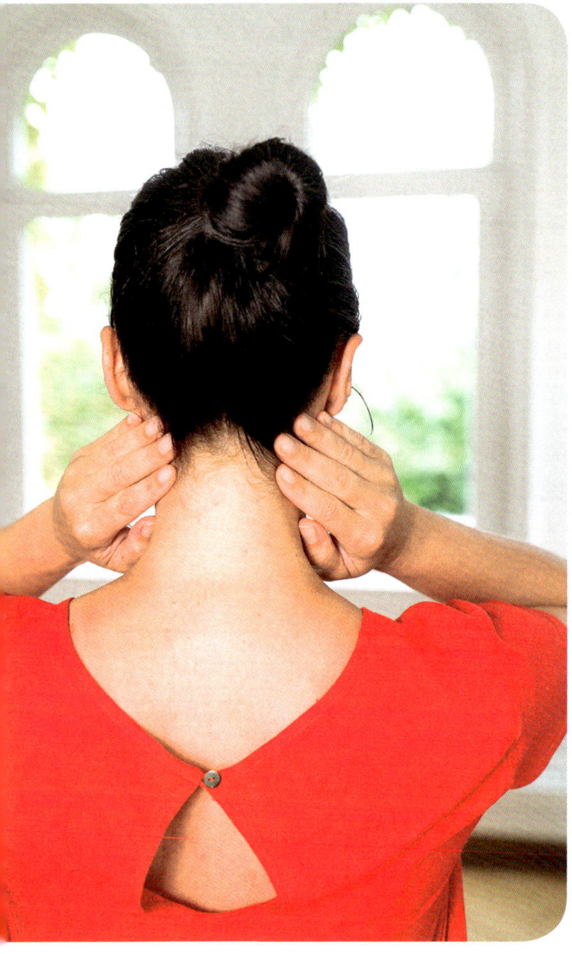

Augenprobleme

Besonders Kurz- und Weitsichtige haben oft müde, tränende und juckende Augen. Das Strömen der Energiepunkte 4 entspannt und beruhigt die Augen. Empfehlenswert für die Regeneration ist das regelmäßige Strömen – auch nach Operationen von grauem und grünem Star sowie von Makuladegeneration.

Wo befinden sich die Strömpunkte? Die Energiepunkte 4 liegen am Hinterkopf, jeweils rechts und links von der Halswirbelsäule an der Schädelbasis. Unter den Knochen am Haaransatz, rechts und links der Halswirbelsäule findet man die Energiepunkte 4.

So wird geströmt: Die Fingerspitzen der rechten Hand leicht auf den rechten Energiepunkt 4 legen. Gleichzeitig die Fingerspitzen der linken Hand leicht auf den linken Energiepunkt 4 legen.

Bequeme Strömposition: Angelehnt im Sitzen. Darauf achten, dass die Ellbogen dabei locker runterhängen.

Kurzgriff für zwischendurch: Beide Ringfinger nacheinander strömen.

Hörprobleme

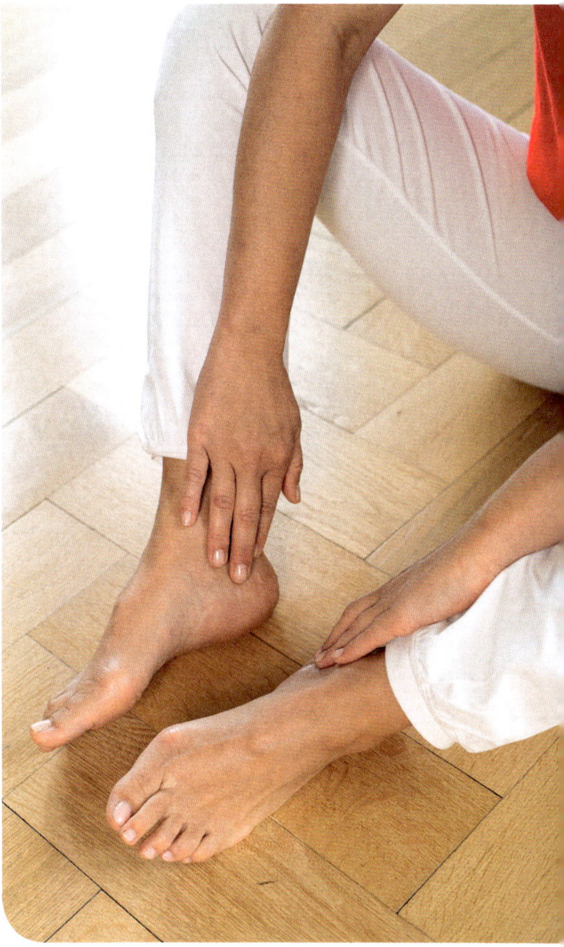

Wer schlecht hört, kann nur mit Mühe und Anstrengung in Gesellschaft mitreden. Um sich nicht auf Dauer zu isolieren, ist ärztliche Unterstützung nötig. Bei allen Problemen mit den Ohren, also nicht nur Schwerhörigkeit, sondern auch Ohrgeräusche oder Ohrenschmerzen, ist es zusätzlich hilfreich, sich regelmäßig zu strömen. Die Energiepunkte 5 sind hier die erste Wahl.

Wo befinden sich die Strömpunkte? Die Energiepunkte 5 sind an der Innenseite des Fußgelenkes zwischen Fußknöchel und Ferse. Dort, wo die kleinen, weichen Vertiefungen zu spüren sind.

So wird geströmt: Die Fingerspitzen der rechten Hand leicht auf den rechten Energiepunkt 5 legen. Gleichzeitig die Fingerspitzen der linken Hand leicht auf den linken Energiepunkt 5 legen.

Bequeme Strömposition: Mit angewinkelten Beinen im Sitzen, die Beine leicht nach außen geöffnet und die Füße auf einem Hocker oder Stuhl abgelegt.

Kurzgriff für zwischendurch: Beide Zeigefinger nacheinander strömen.

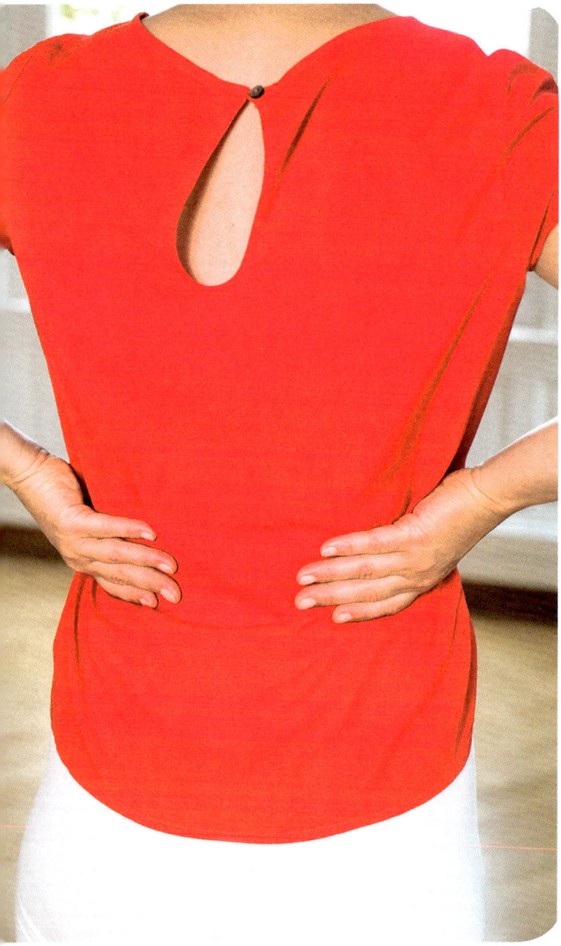

Kraftlosigkeit

Auch wenn es manchmal schwerfällt, ist es nötig, den Körper durch regelmäßige Bewegung zu aktivieren. Das Strömen der Energiepunkte 2 ist zusätzlich hilfreich, denn das gibt körperlich wie psychisch neue Lebenskraft. Es unterstützt dabei, Belastendes und Kräftezehrendes loszulassen, den Körper aufzubauen und zu stärken.

Wo befinden sich die Strömpunkte? Die Energiepunkte 2 befinden sich auf dem Rücken, jeweils etwa fünf Zentimeter links und rechts der Wirbelsäule auf dem Beckenrand. Wenn man sich die Hände in die Hüften stemmt, um den Rücken zu entlasten, dann sind dort, wo die Zeige- und Mittelfinger aufliegen, die Energiepunkte 2.

So wird geströmt: Die Fingerspitzen der rechten Hand leicht auf den rechten Energiepunkt 2 legen. Gleichzeitig die Fingerspitzen der linken Hand leicht auf den linken Energiepunkt 2 legen.

Bequeme Strömposition: Im Sitzen.

Kurzgriff für zwischendurch: Beide Ringfinger nacheinander strömen.

Antriebslosigkeit

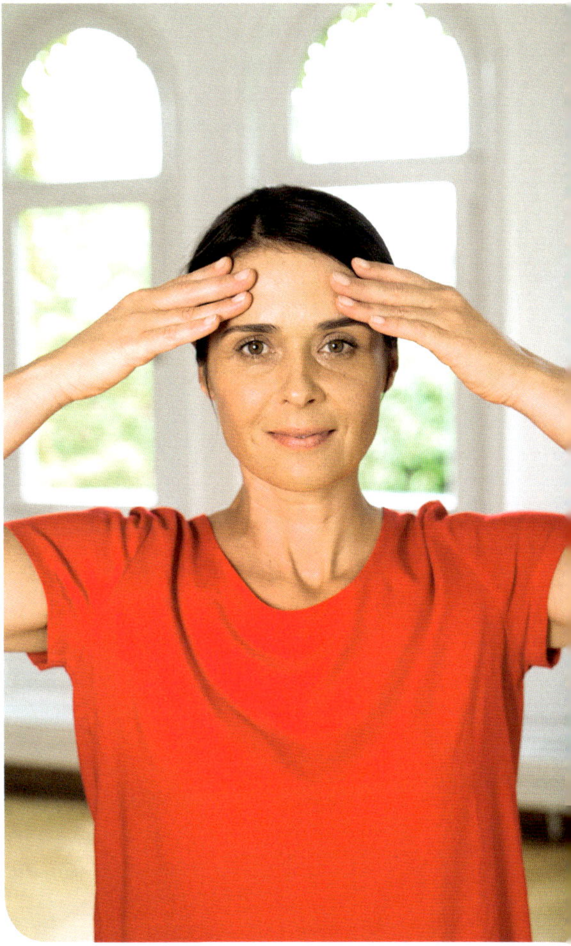

Es gibt Tage, an denen man zu nichts Lust hat und einfach nicht in Schwung kommt. Hin und wieder ist das kein Problem, es sollte aber nicht zum Dauerzustand werden. In solchen Situationen lohnt es sich, Jin Shin Jyutsu auszuprobieren. Die Energiepunkte 20 unterstützen dabei, neue Impulse zu erhalten. Und sie bieten die Möglichkeit, Entscheidungen zu treffen, zum Beispiel, wieder in die Gänge zu kommen.

Wo befinden sich die Strömpunkte? Die Energiepunkte 20 liegen rechts und links auf der Stirn, einen Fingerbreit über den Augenbrauen, genau in der Mitte.

So wird geströmt: Die Fingerspitzen der rechten Hand leicht auf den rechten Energiepunkt 20 legen. Gleichzeitig die Fingerspitzen der linken Hand leicht auf den linken Energiepunkt 20 legen.

Bequeme Strömposition: Im Sitzen, die Ellbogen auf einer Stuhllehne oder auf einem Tisch aufgestützt.

Kurzgriff für zwischendurch: Beide kleinen Finger nacheinander strömen.

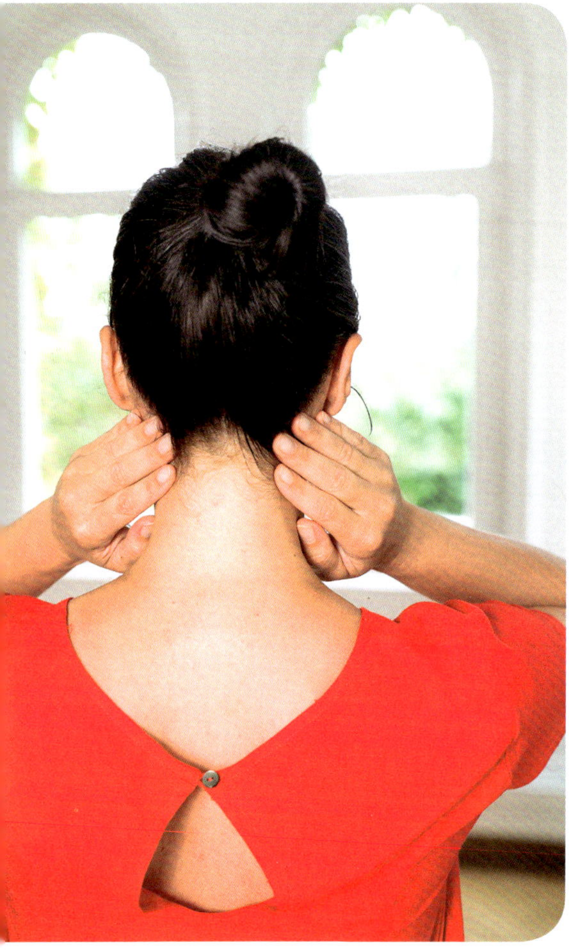

Gedächtnis aktivieren

Den Schlüssel verlegt, der Name entfallen, die neue Telefonnummer nicht gemerkt: Mit zunehmendem Alter lassen Gedächtnis und Konzentration oft nach. Das Strömen der Energiepunkte 4 hilft, sich besser zu konzentrieren, stärkt das Erinnerungsvermögen und das logische Denken.

Wo befinden sich die Strömpunkte? Die Energiepunkte 4 liegen am Hinterkopf, jeweils rechts und links von der Halswirbelsäule an der Schädelbasis. Unter den Knochen am Haaransatz, rechts und links der Halswirbelsäule findet man die Energiepunkte 4.

So wird geströmt: Die Fingerspitzen der rechten Hand leicht auf den rechten Energiepunkt 4 legen. Gleichzeitig die Fingerspitzen der linken Hand leicht auf den linken Energiepunkt 4 legen.

Bequeme Strömposition: Angelehnt im Sitzen. Darauf achten, dass die Ellbogen dabei locker runterhängen.

Kurzgriff für zwischendurch: Beide Ringfinger nacheinander strömen.

Gesundheit stärken

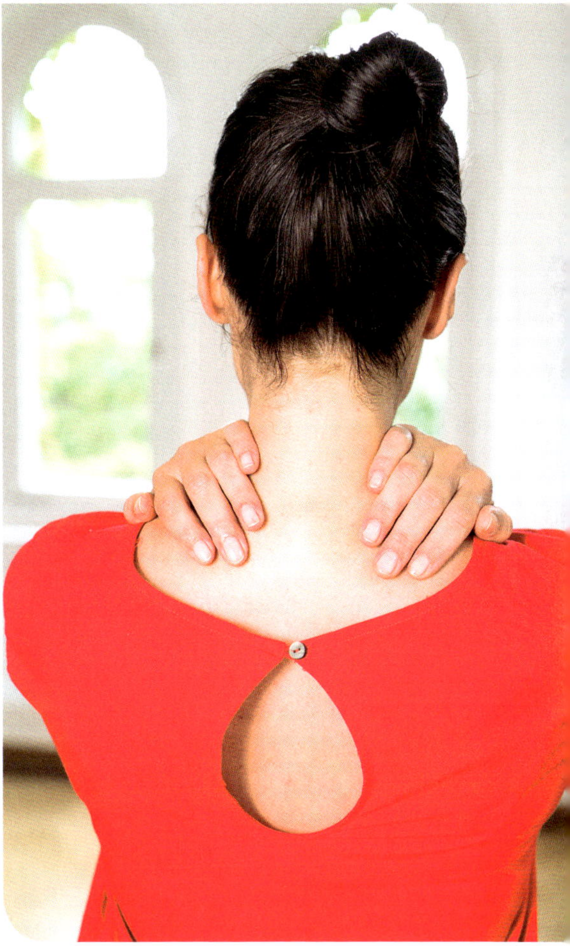

Ein harmonischer Atemrhythmus hilft, den Körper optimal mit gesundheitsfördernder Energie zu versorgen. Die Energiepunkte 3 sind die Atemspezialisten, die diesen Rhythmus begünstigen. Das Halten dieser Punkte wirkt auch wie ein körpereigenes Antibiotikum und stärkt das Immunsystem bei der Abwehr von Krankheiten.

Wo befinden sich die Strömpunkte? Der rechte Energiepunkte 3 liegt an der linken oberen Ecke des rechten Schulterblattes. Der linke Energiepunkt 3 liegt an der rechten oberen Ecke des linken Schulterblattes. Legt man die Hand, am Hals ansetzend, an die Schulter, spürt man mit Mittel- oder Ringfinger die entsprechende Schulterblattecke.

So wird geströmt: Die Fingerspitzen der rechten Hand leicht auf den rechten Energiepunkt 3 legen. Gleichzeitig die Fingerspitzen der linken Hand leicht auf den linken Energiepunkt 3 legen.

Bequeme Strömposition: Angelehnt im Sitzen. Wem es angenehmer ist, der hält diese Energiepunkte mit den Armen über Kreuz.

Kurzgriff für zwischendurch: Beide Mittelfinger nacheinander strömen.

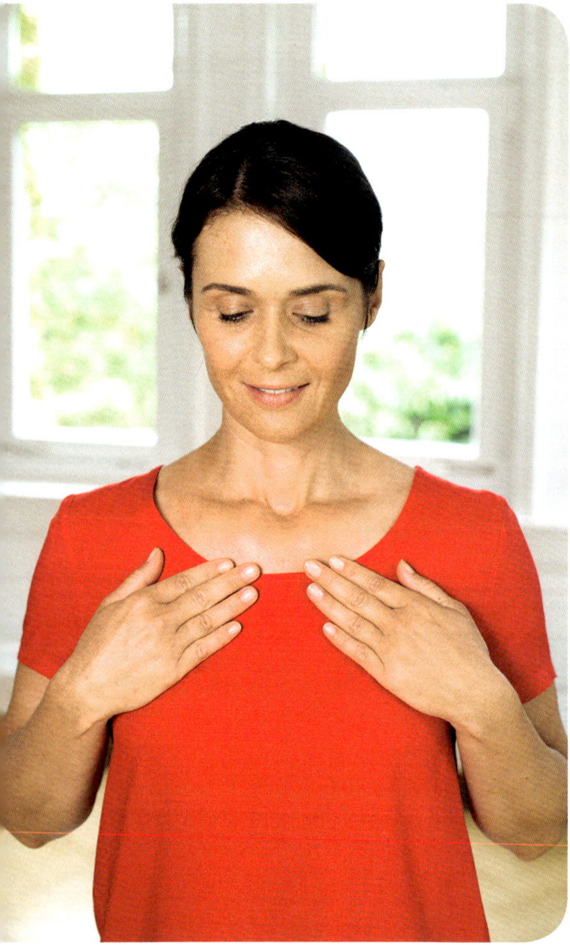

Angst vor der Zukunft

Wenn man nicht weiß, was vor einem liegt, macht das manchmal ein ungutes, unruhiges Gefühl. Hier hilft das Strömen der Energiepunkte 22, dass man besser mit dem Ungewissen umgehen lernt. Diese Energiepunkte sorgen für geistige, seelische und körperliche Harmonie, machen zuversichtlich und lösen damit Ängste.

Wo befinden sich die Strömpunkte? Die Energiepunkte 22 liegen unter dem Schlüsselbein neben dem Anfang des Brustbeins. Legt man die Finger rechts und links auf das Schlüsselbein, befinden sich jeweils Zweifingerbreit darunter die Energiepunkte 22.

So wird geströmt: Die Fingerspitzen der rechten Hand leicht auf den rechten Energiepunkt 22 legen. Gleichzeitig die Fingerspitzen der linken Hand leicht auf den linken Energiepunkt 22 legen.

Bequeme Strömposition: Angelehnt im Sitzen oder in Rückenlage.

Kurzgriff für zwischendurch: Beide Zeigefinger nacheinander strömen.

Beweglich bleiben

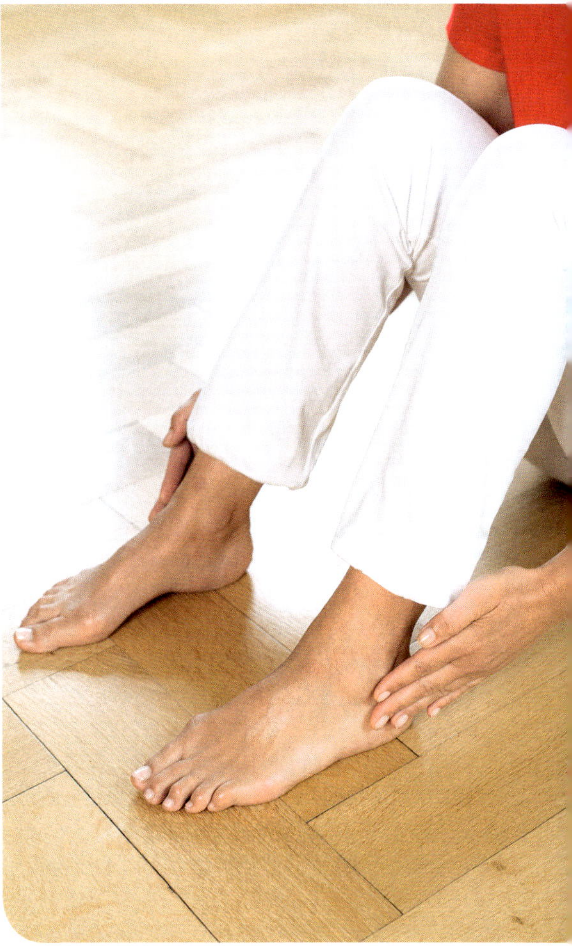

Um rege am Leben teilzunehmen, ist nicht nur körperliche, sondern vor allem auch geistige Beweglichkeit nötig. Sich vor Neuem nicht zu verschließen, sondern offen und »neu-gierig« zu sein, macht es leichter, in sozialen Kontakten zu bleiben. Wer merkt, dass er etwas unbeweglich geworden ist, strömt sich die Energiepunkte 16. Die bringen das, was sich im Körper verfestigt hat, wieder zum Fließen.

Wo befinden sich die Strömpunkte? Die Energiepunkte 16 liegen jeweils hinten an der Außenseite des rechten und linken Fußes. Und zwar in der Vertiefung zwischen Außenknöchel und Ferse.

So wird geströmt: Die Fingerspitzen der rechten Hand leicht auf den rechten Energiepunkt 16 legen. Gleichzeitig die Fingerspitzen der linken Hand leicht auf den linken Energiepunkt 16 legen.

Bequeme Strömposition: Im Sitzen mit angezogenen Beinen, die Füße dabei auf einen Hocker oder Stuhl aufstellen.

Kurzgriff für zwischendurch: Beide Daumen nacheinander strömen.

Kleine Auszeit: eine halbe Stunde nur für mich

Sie suchen erste Hilfe in stressigen Alltagssituationen? Nutzen Sie das Strömen der Finger als einfache Meditationsübung mit wenig Aufwand und großer Wirkung.

Wenn wieder mal zu viel los ist und man nicht mehr weiß, wo einem der Kopf steht, dann braucht man dringend eine Auszeit. Sie denken jetzt vielleicht: Dafür habe ich nun wirklich keine Zeit. Aber: Die hektische Betriebsamkeit und das Gedankenkarussell bewusst zu stoppen, ist der wichtigste Schritt, um aus diesem unbefriedigenden Zustand herauszukommen. In solchen Situationen ist das Strömen der Finger in Verbindung mit bewusstem Aus- und Einatmen die perfekte Übung, denn damit lassen sich negative Gefühle und Einstellungen wandeln.

Suchen Sie sich für Ihre kleine Auszeit einen Platz, an dem Sie ein halbes Stündchen ungestört sind, und machen Sie es sich dort so bequem wie möglich. Atmen Sie zu Beginn dreimal tief aus und ein, um sich einzustimmen. Dann beginnen Sie mit dem Strömen.

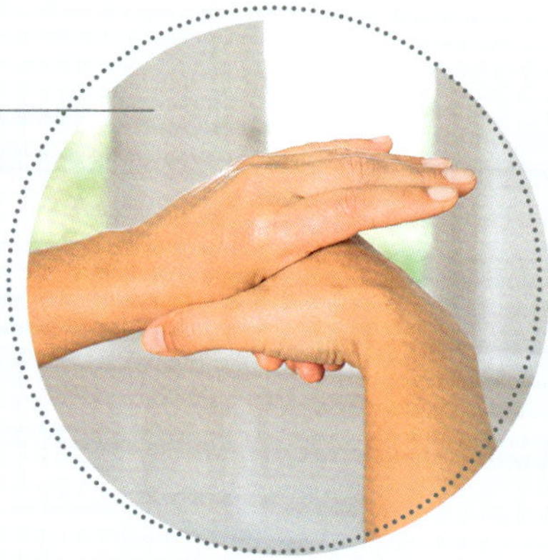

Daumen strömen – Sorge in Vertrauen wandeln Umschließen Sie den linken Daumen mit allen Fingern der rechten Hand, und atmen Sie bewusst aus und ein. Stellen Sie sich dabei vor, alles, worüber Sie besorgt sind, auszuatmen und Vertrauen einzuatmen. Strömen Sie mindestens drei Minuten. Dann die Hand wechseln: Umschließen Sie den rechten Daumen mit allen Fingern der linken Hand und atmen weiter, ganz gleichmäßig, bewusst aus und ein.

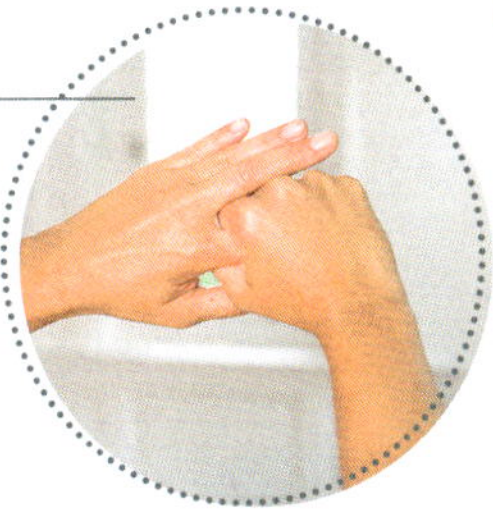

Zeigefinger strömen – Angst in Mut wandeln Umschließen Sie den linken Zeigefinger mit allen Fingern der rechten Hand, und atmen Sie bewusst aus und ein. Stellen Sie sich dabei vor, alles, was Ihnen Angst macht, auszuatmen und Mut einzuatmen. Mindestens drei Minuten strömen. Dann die Hand wechseln: Umschließen Sie den rechten Zeigefinger mit allen Fingern der linken Hand und atmen weiter bewusst aus und ein.

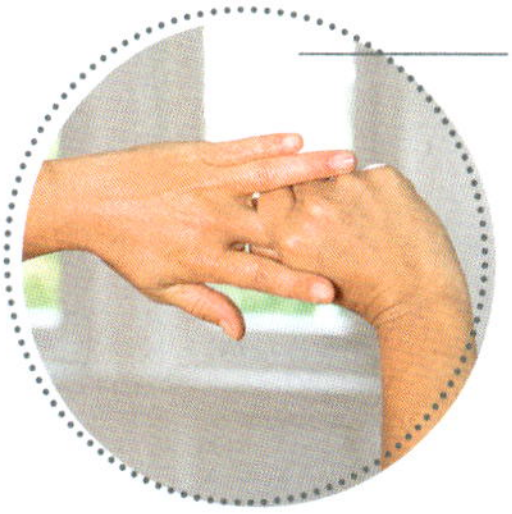

Mittelfinger strömen – Ärger in Frieden wandeln Umschließen Sie den linken Mittelfinger mit allen Fingern der rechten Hand, und atmen Sie bewusst aus und ein. Stellen Sie sich dabei vor, alles, was Sie ärgert oder wütend macht, auszuatmen und Frieden einzuatmen. Strömen Sie mindestens drei Minuten. Dann die Hand wechseln: Umschließen Sie den rechten Mittelfinger mit allen Fingern der linken Hand und atmen weiter bewusst aus und ein.

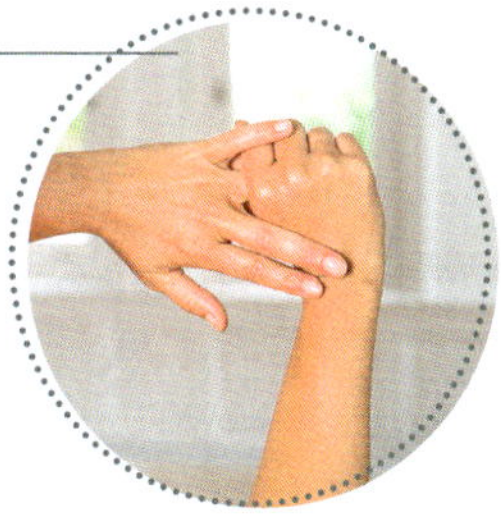

Ringfinger strömen – Kummer in Zuversicht wandeln Umschließen Sie den linken Ringfinger mit allen Fingern der rechten Hand, und atmen Sie bewusst aus und ein. Stellen Sie sich dabei vor, alles, was Sie bekümmert oder traurig macht, auszuatmen und Zuversicht einzuatmen. Mindestens drei Minuten strömen. Dann die Hand wechseln: Umschließen Sie den rechten Ringfinger mit allen Fingern der linken Hand und atmen weiter bewusst aus und ein.

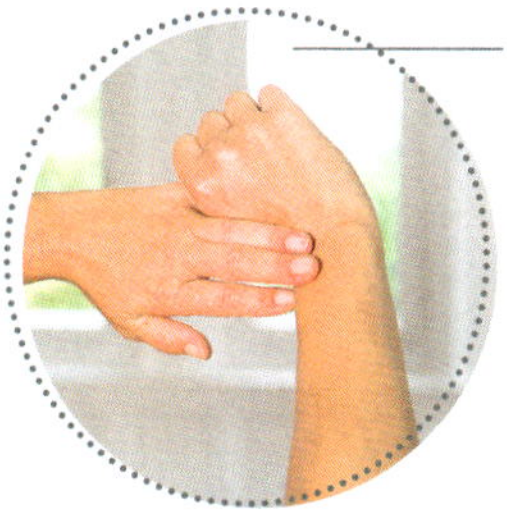

Kleine Finger strömen – Verstellung in Authentizität wandeln Umschließen Sie den linken kleinen Finger mit allen Fingern der rechten Hand, und atmen Sie bewusst aus und ein. Stellen Sie sich dabei vor, alles, bei dem Sie sich zu sehr bemühen, verstellen oder verbiegen, auszuatmen und Authentizität einzuatmen. Mindestens drei Minuten strömen. Dann die Hand wechseln: Umschließen Sie den rechten kleinen Finger mit allen Fingern der linken Hand und atmen weiter bewusst aus und ein.

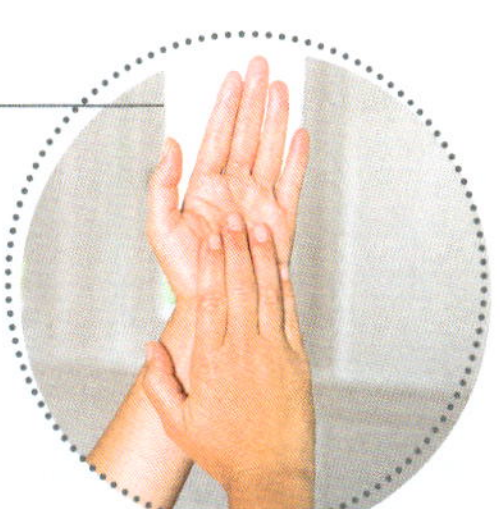

Handmitte strömen – Verzweiflung in Urvertrauen wandeln Legen Sie alle Finger der rechten Hand in die Handmitte der linken Hand, und atmen Sie bewusst aus und ein. Stellen Sie sich dabei vor, alles, was sie verzweifeln lässt, auszuatmen und Urvertrauen einzuatmen. Strömen Sie mindestens drei Minuten. Dann die Hand wechseln: Legen Sie alle Finger der linken Hand in die Handmitte der rechten Hand und atmen weiter bewusst aus und ein.

Der Weg zu Gesundheit und Wohlbefinden

Heilströmen unterstützt nicht nur in verschiedenen Lebensphasen, sondern hilft generell, auf Dauer körperlich und psychisch gesund zu werden und zu bleiben. Zum Beispiel auch mit Organströmen.

Im vorherigen Kapitel konnten Sie das Strömen der Energiepunkte anhand von ausgewählten Beschwerden kennenlernen, die relativ häufig in bestimmten Lebensabschnitten auftreten.

Wie schon im Theorieteil angesprochen, gibt es neben dem Strömen der Energiepunkte noch verschiedene andere Möglichkeiten, Jin Shin Jyutsu zur Selbsthilfe anzuwenden. In diesem Kapitel stellen wir das Strömen der 12 Organfunktionsenergien vor. Sie bieten eine breite Palette weiterer Behandlungsmöglichkeiten. Alltagswehwehchen und negative Gefühle lassen sich damit ebenso behandeln wie Gesundheitsbeschwerden, die sich vielleicht schon etwas verfestigt haben. So sind die Organströme beispielsweise bei Nervosität oder Antriebslosigkeit, bei Spannungskopfschmerz oder Rückenschmerzen ebenso hilfreich wie bei ständigen Sorgen oder Ängsten, bei Allergien oder Arthrose.

Die zwölf Organströme

Es gibt den Lungenstrom, den Dickdarmstrom, den Magenstrom, den Milzstrom, den Herzstrom, den Dünndarmstrom, den Blasenstrom, den Nierenstrom, den Zwerchfellstrom, den Nabelstrom, den Gallenstrom und den Leberstrom. Diese sogenannten Organfunktionsenergien unterstützen das jeweilige Organ und die damit verbundenen Energiebahnen.

Gemeinsam bilden die Organströme einen Kreislauf von Energiebahnen durch den Körper. Zu den jeweiligen Organströmen, die wir auf den nächsten Seiten vorstellen, finden Sie immer eine Abbildung mit dem Verlauf der Energiebahn des jeweiligen Organstromes und eine Auflistung von Beschwerden, die sich über diesen Organstrom harmonisieren lassen. Eine Blockade oder ein Ungleichgewicht innerhalb eines bestimmten Stromes kann sich am jeweiligen Organ, aber auch an jeder beliebigen Stelle entlang des Verlaufs der zugehörigen Energiebahn manifestieren. Gibt es also, unabhängig von unserer Auflistung, eine Körperstelle, die Ihnen immer mal wieder Beschwerden bereitet, könnten Sie nach dieser Stelle auf den Abbildungen der Organströme suchen und sich die entsprechende Griffkombination strömen, denn Sie können davon ausgehen, dass diese Organenergie nicht im Fluss ist.

Die Aufgaben der Organströme

Wie bereits geschildert, muss die Energie im Körper frei fließen, denn das ist die beste Voraussetzung, um auf Dauer vital und gesund zu bleiben. Organströme haben die Funktion, das jeweilige Organ zu stärken und Blockaden zu lösen, die sich auf der zugehörigen Energiebahn gebildet haben. Diese Blockaden können sich in körperlichen, aber auch in psychischen Beschwerden äußern. Denn jedes Organ hat im Jin Shin Jyutsu – auch das wurde bereits gesagt – neben seiner körperlichen Funktion auch eine psychische Zuordnung.

So helfen Lungen- und Dickdarmstrom bei Kummer und beim Loslassen von Negativem; der Magenstrom bei Sorgen und beim Verdauen von Belastendem. Der Milzstrom stärkt bei mangelndem Vertrauen. Der Herzstrom hilft, Gefühle auszudrücken, der Dünndarmstrom, wenn einem etwas zu viel wird. Blasen- und Nierenstrom können Perfektionismus und Ängste mildern, der Zwerchfellstrom hilft bei Verzweiflung, der Nabelstrom, sich weiterzuentwickeln. Und Gallen- und Leberstrom harmonisieren Ärger und Frust.

Dauerhaft negative Einstellungen schwächen das Energiesystem, positive Einstellungen stärken es. Ein Beispiel: Wer grundsätzlich eher zuversichtlich ist, der stärkt dadurch seine Magenfunktionsenergie. Wer ständig grübelt, sich um alles Sorgen macht, schwächt diese Organenergie und kann damit den Weg für unterschiedliche Beschwerden öffnen, zum Beispiel für Magenprobleme. Mit dem Strömen der Magenfunktionsenergie kann man sowohl die negative Einstellungen wandeln als auch körperliche Beschwerden positiv beeinflussen.

Die Organuhr

Alle zwei Stunden übernimmt ein anderer Organstrom die Hauptaktivität. Wenn Sie Probleme mit einem speziellen Organ haben, wäre also die Hauptaktivitätszeit besonders effektiv zum Strömen. Natürlich ist es unsinnig, sich dafür einen Wecker zu stellen, Strömen hilft prinzipiell auch zu jeder anderen Tageszeit.

Sie wachen nachts oft um eine bestimmte Uhrzeit auf oder fühlen sich tagsüber häufig zur gleichen Zeit unwohl? Auch da ist ein Blick auf die Organuhr interessant. Suchen Sie die zugehörige Organenergie und probieren Sie, sich mal eine Zeitlang die entsprechende Griffkombination zu strömen.

Organströme zur Selbsthilfe anwenden

Jeder Organstrom hat eine Abfolge von mehreren Griffkombinationen, die nacheinander gehalten werden. Je nach Organstrom, sind das 4 bis 8 Griffkombinationen. Zur Selbsthilfe, wie in diesem Buch, ist es möglich, jeweils nur die erste Griffkombination zu strömen, und diese haben wir deshalb auch für Sie ausgewählt. Sie ist schnell und einfach anzuwenden, außerdem ist die erste Griffkombination besonders kraftvoll. Es heißt, sie bringt den gesamten Organstrom ins Fließen, wenn man sie für längere Zeit hält. Als Richtlinie gilt dabei eine Strömzeit von etwa 20 Minuten.

Auch in diesem Kapitel ist der »Kurzgriff für zwischendurch«, das Halten eines Fingers, eine gute Alternative, die man sich zu Hause oder unterwegs immer mal wieder strömen kann.

Denken Sie bei anhaltenden oder chronischen Beschwerden daran, zu einem ausgebildeten Jin-Shin-Jyutsu-Praktiker zu gehen, der den gesamten Organstrom durchführt. Kontaktadressen für Therapeuten finden Sie im Internet unter www.jinshinjyutsu.de.

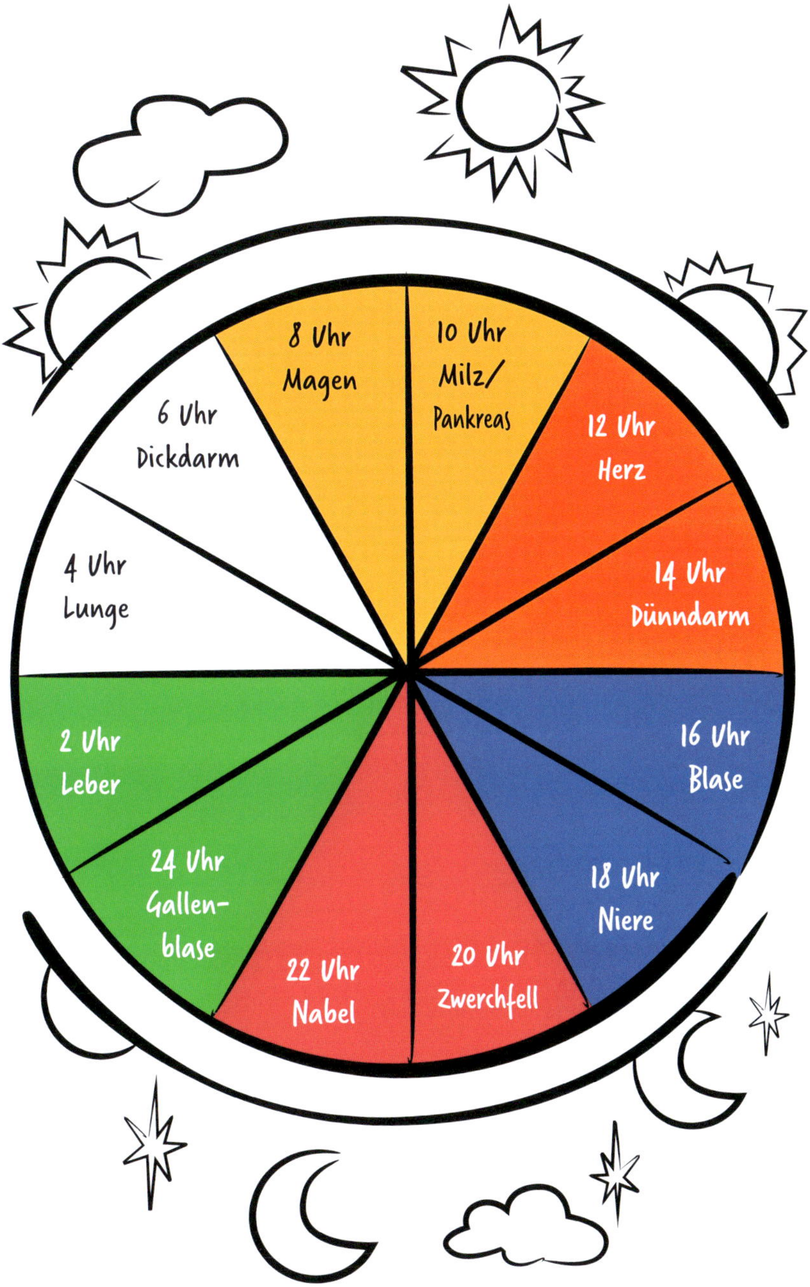
8 Uhr
Magen
10 Uhr
Milz/
Pankreas
12 Uhr
Herz
14 Uhr
Dünndarm
16 Uhr
Blase
18 Uhr
Niere
20 Uhr
Zwerchfell
22 Uhr
Nabel
24 Uhr
Gallen-
blase
2 Uhr
Leber
4 Uhr
Lunge
6 Uhr
Dickdarm

Der Lungenstrom

Mit dem Lungenstrom harmonisiert man alles, was mit dem Atmen zu tun hat; im psychischen Bereich lässt sich das, was einem Kummer bereitet, auflösen. Darüber hinaus bietet er noch folgende weitere Anwendungsmöglichkeiten:

Der Lungenstrom hilft dem Körper bei

- Akne
- Allergien
- Asthma
- Atembeschwerden
- Bronchitis, akut und chronisch
- Ekzemen
- Erkältung
- Grippe
- Hautproblemen
- Heuschnupfen
- Husten
- Keuchhusten
- Lungenbeschwerden
- Neurodermitis
- Schleimbildung, vermehrt
- Schuppenflechte
- Schwitzen im Schlaf
- Stimmverlust
- Stottern

Die Energiebahnen des Lungenstroms

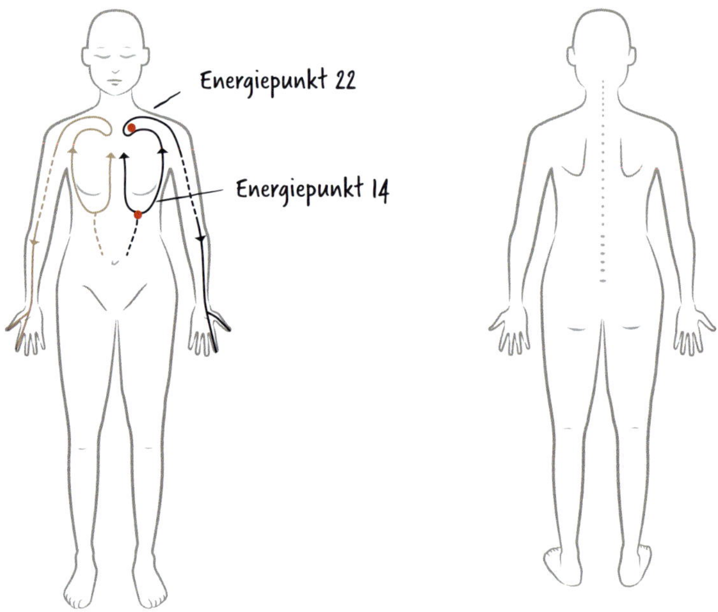

Der Lungenstrom unterstützt die Psyche

- wenn man sich ständig als Opfer sieht
- wenn man das Gefühl hat, vernachlässigt zu werden
- wenn man ständig alles negativ sieht
- wenn man nicht in der Lage ist, den eigenen Raum einzunehmen
- bei Intrigen
- bei Schuldzuweisung
- bei Kummer
- Trauer über vergangenes Leid zu überwinden
- Kindheitsverletzungen zu lösen
- Schuldgefühle zu lösen
- sich selbst und anderen zu vergeben

So wird geströmt: **Energiepunkte 14 und 22 halten** – Die Fingerspitzen der linken Hand leicht auf den linken Energiepunkt 14 legen, gleichzeitig die Fingerspitzen der rechten Hand leicht auf linken Energiepunkt 22 legen. Dann wechseln: Die Fingerspitzen der rechten Hand leicht auf den rechten Energiepunkt 14 legen, gleichzeitig die Fingerspitzen der linken Hand leicht auf rechten Energiepunkt 22 legen.

Bequeme Strömposition: Angelehnt im Sitzen oder im Liegen.

Kurzgriff für zwischendurch: Beide Ringfinger nacheinander strömen.

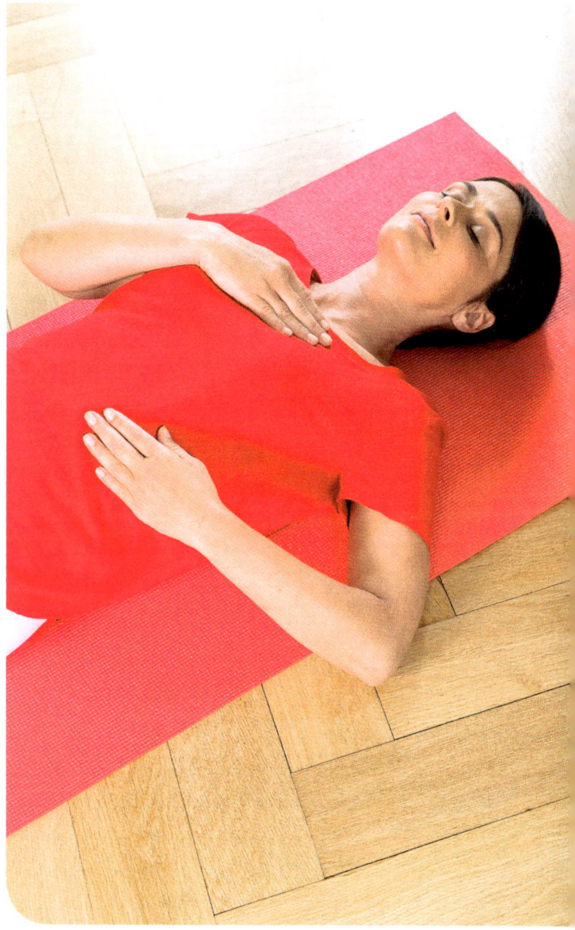

Griffkombination Lungenstrom: Energiepunkte 14 und 22 strömen

Der Dickdarmstrom

Der Dickdarm ist die letzte Station der Verdauung. Der Dickdarmstrom hilft nicht nur körperlich, sondern auch psychisch, Überflüssiges loszulassen. Darüber hinaus bietet er noch folgende weitere Anwendungsmöglichkeiten:

Der Dickdarmstrom hilft dem Körper bei

- Dickdarmbeschwerden
- Durchfall
- Empfindungsstörungen der Finger
- Halsentzündungen
- Karpaltunnelsyndrom
- Nervenschmerzen im Gesicht
- Neurodermitis
- Schilddrüsenproblemen
- Schluckbeschwerden
- Schultergelenkproblemen
- Schuppenflechte
- Tennisarm
- Trigeminusneuralgie
- Verstopfung
- Zahnfleischproblemen
- Zahnschmerzen

Die Energiebahnen des Dickdarmstroms

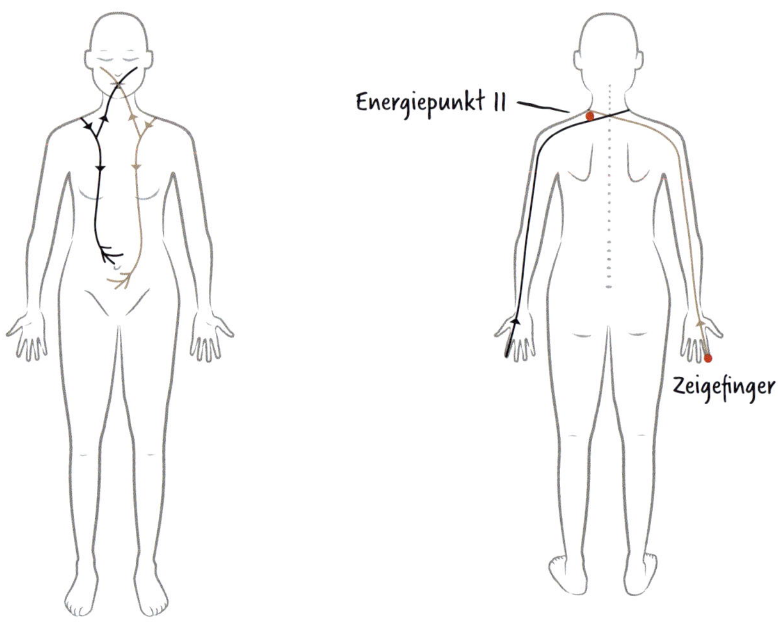

Der Dickdarmstrom unterstützt die Psyche bei

- Kummer
- andauernder Negativität
- Verstimmungen
- vorschnellem Beurteilen
- Vorurteilen
- ständiger Unzufriedenheit
- Halsstarrigkeit
- verbissenem Festhalten an Situationen
- verbissenem Festhalten an der Vorstellung, wie Dinge sein müssten

So wird geströmt: **Energiepunkte 11 und Zeigefinger halten** – Die Fingerspitzen der linken Hand leicht auf den rechten Energiepunkt 11 legen, gleichzeitig mit der rechten Hand den linken Zeigefinger leicht umschließen. Dann wechseln: Die Fingerspitzen der rechten Hand leicht auf den linken Energiepunkt 11 legen, gleichzeitig mit der linken Hand leicht den rechten Zeigefinger umschließen.

Bequeme Strömposition: Angelehnt im Sitzen.

Kurzgriff für Zwischendurch: Beide Ringfinger nacheinander strömen.

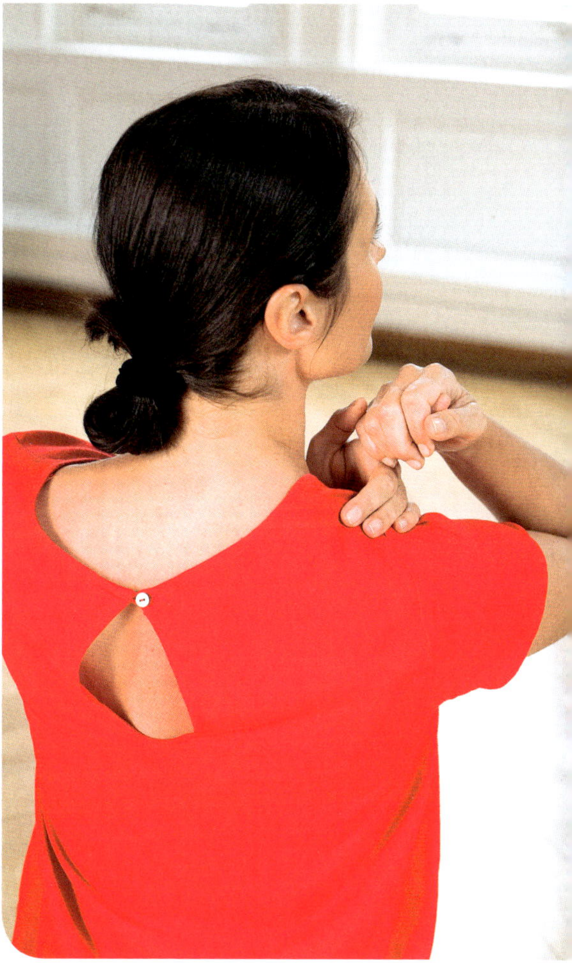

Griffkombination Dickdarmstrom: Energiepunkt 11 und Zeigefinger strömen

Der Magenstrom

Der Magenstrom ist immer dann angesagt, wenn man etwas nicht verdauen oder verarbeiten kann, im körperlichen wie im psychischen Sinne. Also Nahrung ebenso wie Eindrücke oder Erlebnisse. Darüber hinaus bietet dieser Organstrom noch folgende weitere Anwendungsmöglichkeiten:

Der Magenstrom hilft dem Körper bei

- Blähbauch
- Erbrechen
- Heißhunger auf Süßes
- Knieproblemen
- Leistenbeschwerden
- Magenschmerzen
- Magenschleimhautentzündung
- Magengeschwür
- Problemen mit dem Magenpförtner
- rauen und aufgesprungenen Lippen
- vermehrtem Speichelfluss
- Übelkeit
- Zahnfleischproblemen
- Zähneknirschen

Die Energiebahnen des Magenstroms

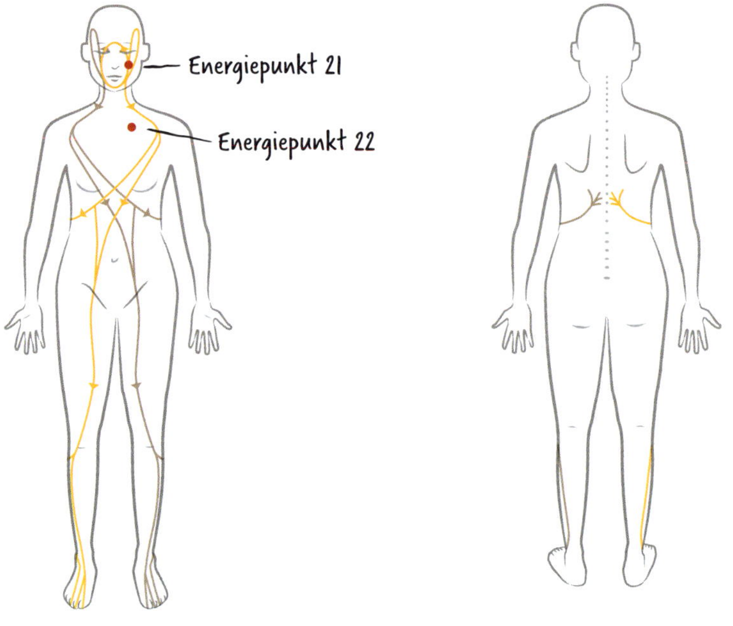

Der Magenstrom unterstützt die Psyche

- wenn man sich viele Sorgen macht
- wenn man viel grübelt
- wenn man Zwänge hat, z. B. immer viel leisten zu müssen
- wenn man nur schwer in die Gänge kommt
- wenn man Hassgefühle gegen sich und andere hegt
- wenn man viele Abneigungen und Widerstände hat
- wenn man übertrieben fürsorglich ist
- wenn man großes Bedürfnis nach Aufmerksamkeit hat
- wenn man zu viel redet
- wenn man sehr zurückhaltend und schweigsam ist
- wenn man unter Ängstlichkeit leidet

So wird geströmt: **Energiepunkte 21 und 22 halten** – Die Fingerspitzen der rechten Hand leicht auf den linken Energiepunkt 21 legen, gleichzeitig die Fingerspitzen der linken Hand leicht auf den linken Energiepunkt 22 legen. Dann wechseln: Die Fingerspitzen der linken Hand leicht auf den rechten Energiepunkt 21 legen, gleichzeitig die Fingerspitzen der rechten Hand leicht auf den rechten Energiepunkt 22 legen.

Bequeme Strömposition: Angelehnt im Sitzen.

Kurzgriff für Zwischendurch: Beide Daumen nacheinander strömen.

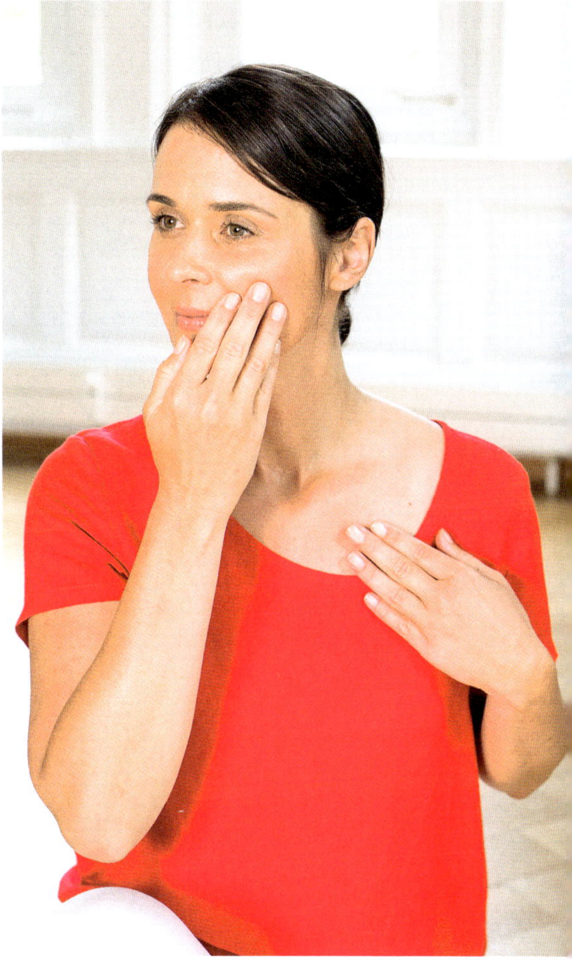

Griffkombination Magenstrom: Energiepunkte 21 und 22 strömen

Der Milzstrom

Der Milzstrom stärkt das Nervensystem und reguliert die Energieverteilung im Körper. Er bringt Schwung ins Leben und unterstützt das Vertrauen in die eigenen Fähigkeiten. Darüber hinaus bietet er noch folgende weitere Anwendungsmöglichkeiten:

Der Milzstrom hilft dem Körper bei

- Anämie
- Bauchspeicheldrüsenproblemen
- Bindegewebeschwäche
- Blähungen
- Diabetes mellitus
- Durchblutungsstörungen der Beine
- Energiemangel
- Ess-Störungen
- Gebärmuttersenkung
- Gewichtsregulierung, Zunehmen und Abnehmen
- kalten Füßen
- Krampfadern
- Menstruationsblutung, stark
- Menstruationszyklus, unregelmäßig
- Müdigkeit
- Nervenproblemen

Die Energiebahnen des Milzstroms

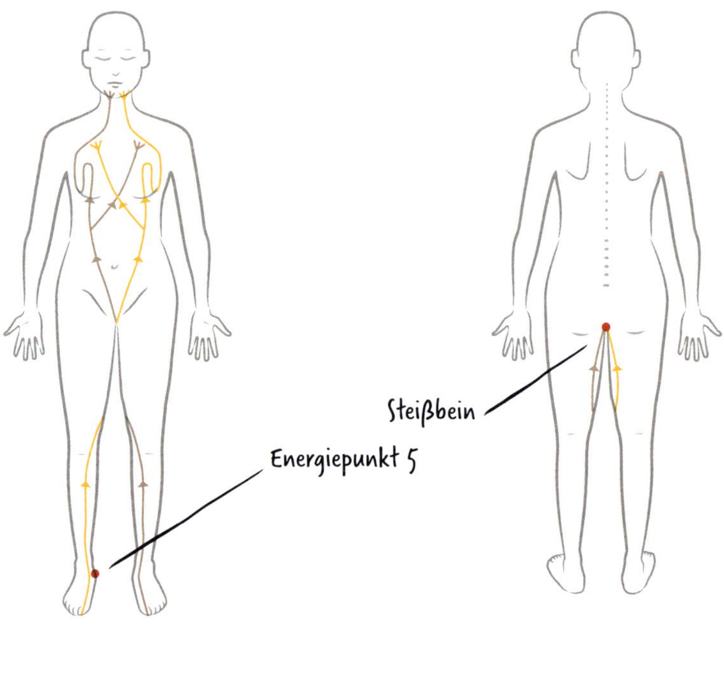

- prämenstruellem Syndrom
- Schilddrüsenproblemen
- Stimmbänderbeschwerden
- übertriebener Lust auf Süßes
- Verdauungsproblemen
- Völlegefühl
- Wechseljahresbeschwerden

Der Milzstrom unterstützt die Psyche
- wenn man viel grübelt
- wenn man sich Sorgen macht
- bei sich selbst zu sein
- sich zu konzentrieren
- Vertrauen in die eigenen Fähigkeiten zu bekommen
- Nähe zuzulassen
- Empathie zu entwickeln
- Mitgefühl zu entwickeln

So wird geströmt: **Energiepunkte 5 und Steißbein halten** – Die Fingerspitzen der linken Hand leicht auf den linken Energiepunkt 5 legen, gleichzeitig die Fingerspitzen der rechten Hand leicht unter das Steißbein legen. Dann wechseln: Die Fingerspitzen der rechten Hand leicht auf den rechten Energiepunkt 5 legen, gleichzeitig die Fingerspitzen der linken Hand leicht unter das Steißbein legen.

Bequeme Strömposition: Im Sitzen, dabei den Fuß, der geströmt wird, auf den Ober- oder Unterschenkel des anderen Beines legen.

Kurzgriff für Zwischendurch: Beide Daumen nacheinander strömen.

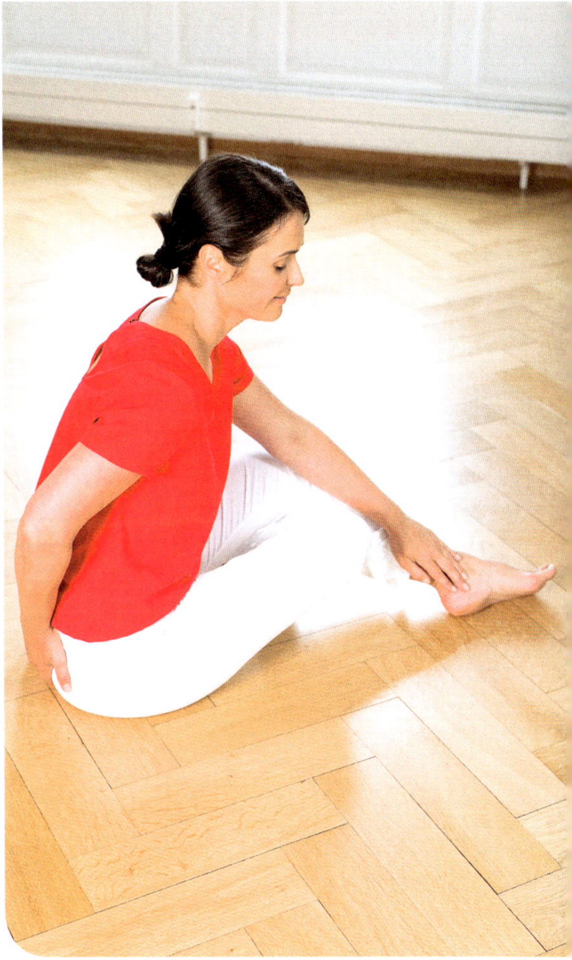

Griffkombination Milzstrom: Energiepunkt 5 und Steißbein strömen

Der Herzstrom

Ohne ein starkes Herz sind wir nicht leistungsfähig, es fehlen Energie und Enthusiasmus. Der Herzstrom bringt Lebendigkeit und Begeisterung. Er hilft, Dinge mit ganzem Herzen zu tun. Darüber hinaus bietet er noch folgende weitere Anwendungsmöglichkeiten:

Der Herzstrom hilft dem Körper bei

- Arteriosklerose
- Beklemmungen
- Cholesterinspiegel, erhöht
- Durchblutungsstörungen der Arme
- Durchschlafstörungen
- Einschlafstörungen
- Herzproblemen
- Hitzewallungen
- Nervosität
- Schmerzen in der Herzregion
- Sprachproblemen
- Stimmproblemen

Die Energiebahnen des Herzstroms

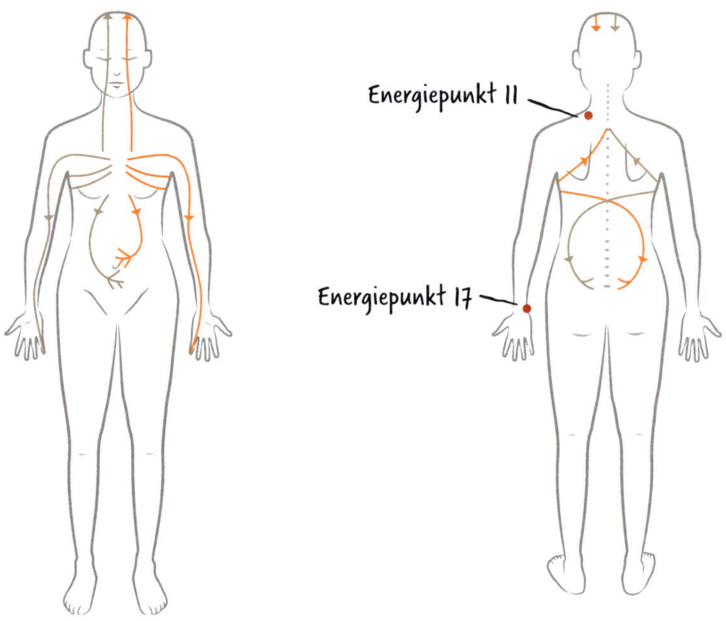

Der Herzstrom unterstützt die Psyche

- bei depressiven Verstimmungen
- Gefühle auszudrücken
- sich nicht zu verstellen
- sich zu zeigen, wie man ist
- seine Bedürfnisse mitzuteilen
- wohlwollend und warmherzig zu sein

So wird geströmt: **Energiepunkte 11 und 17 halten** – Die Fingerspitzen der linken Hand leicht auf den linken Energiepunkt 11 legen, gleichzeitig die Fingerspitzen der rechten Hand leicht auf den linken Energiepunkt 17 legen. Dann wechseln: Die Fingerspitzen der rechten Hand leicht auf den rechten Energiepunkt 11 legen, gleichzeitig die Fingerspitzen der linken Hand leicht auf den rechten Energiepunkt 17 legen.

Bequeme Strömposition: Angelehnt im Sitzen, dabei die Ellenbogen locker nach unten hängen lassen.

Kurzgriff: Beide kleinen Finger nacheinander strömen.

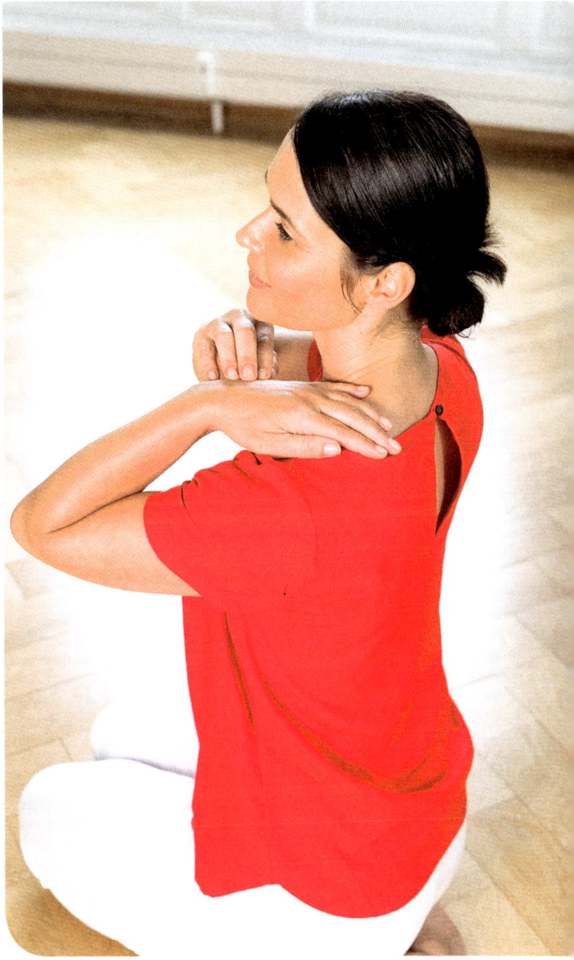

Griffkombination Herzstrom: Energiepunkte 11 und 17 strömen

Der Dünndarmstrom

Der Dünndarm sortiert aus, was der Körper nicht verwerten kann. Der Dünndarmstrom unterstützt das Organ und hilft auch im übertragenen Sinne, alles, was einem im Leben zu viel wird, auszusortieren. Darüber hinaus bietet er noch folgende weitere Anwendungsmöglichkeiten:

Der Dünndarmstrom hilft dem Körper bei

- Allergien
- Armbeschwerden
- Dünndarmbeschwerden
- Ellbogenbeschwerden
- Erkältung
- Gelenkschmerzen
- Halsschmerzen
- Heiserkeit
- Morbus Crohn
- Ohrenentzündungen
- Ohrgeräuschen
- Schiefhals
- Schnupfen
- Schulter-Arm-Syndrom
- Schulterbeschwerden
- verstopfter Nase

Die Energiebahnen des Dünndarmstroms

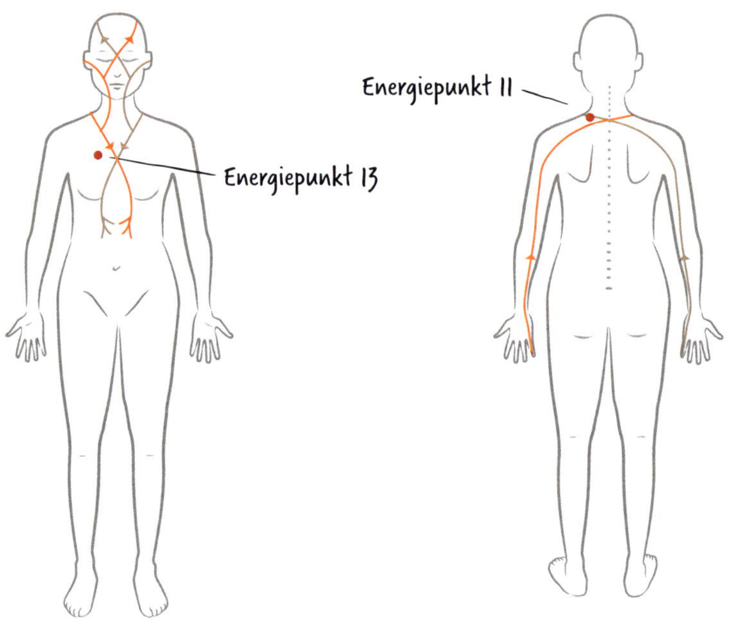

Der Dünndarmstrom unterstützt die Psyche

- seiner Intuition zu vertrauen
- ständiges Sich-Bemühen im Leben zu reduzieren
- Besserwisserei abzubauen
- wenn man die Nase voll hat
- wenn man etwas nicht mehr hören kann und will
- wenn man viel zu schultern hat

So wird geströmt: **Energiepunkte 11 und 13 halten** – Die Fingerspitzen der linken Hand leicht auf den linken Energiepunkt 11 legen, gleichzeitig die Fingerspitzen der rechten Hand leicht auf den rechten Energiepunkt 13 legen. Dann wechseln: Die Fingerspitzen der rechten Hand leicht auf den rechten Energiepunkt 11 legen, gleichzeitig die Fingerspitzen der linken Hand leicht auf den linken Energiepunkt 13 legen.

Bequeme Strömposition: Angelehnt im Sitzen, dabei die Ellenbogen locker nach unten hängen lassen.

Kurzgriff für Zwischendurch: Beide kleinen Finger nacheinander strömen.

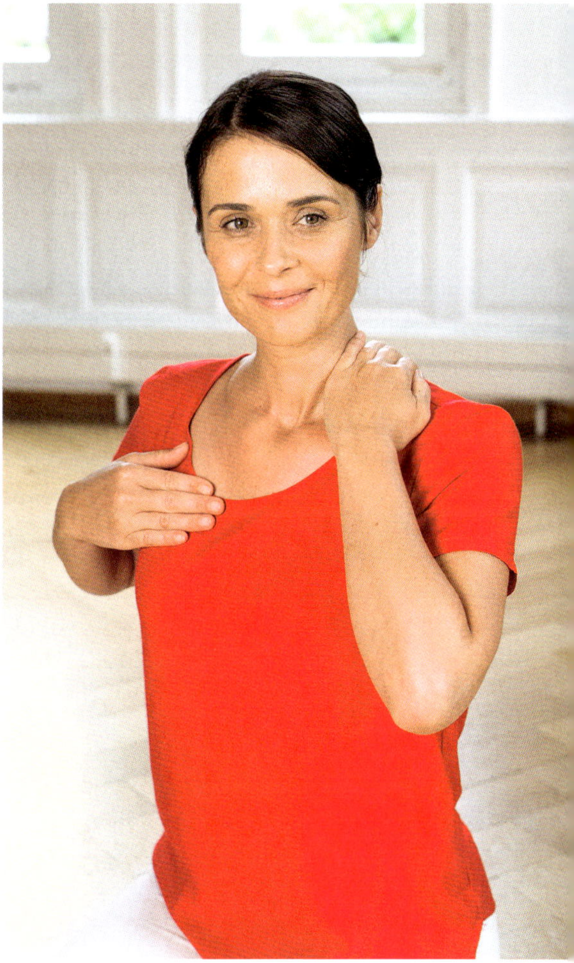

Griffkombination Dünndarmstrom: Energiepunkte 11 und 13 strömen

Der Blasenstrom

Der Blasenstrom unterstützt die Fließprozesse im Körper und bringt sie in Balance. Er hilft, alles Überflüssige loszulassen, auch Belastungen und Ängste. Darüber hinaus bietet er noch folgende weitere Anwendungsmöglichkeiten:

Der Blasenstrom hilft dem Körper bei

- Arthritis
- Arthrose
- Asthma
- Bandscheibenproblemen
- Blasenentzündung, Blasenproblemen
- der Entgiftung
- Hörsturz
- Ischiasproblemen
- Kopfschmerzen
- Mittelohrentzündung
- Muskelkrämpfen
- Nackenverspannung
- Ohrgeräuschen
- rheumatischen Beschwerden
- Rückenschmerzen

Die Energiebahnen des Blasenstroms

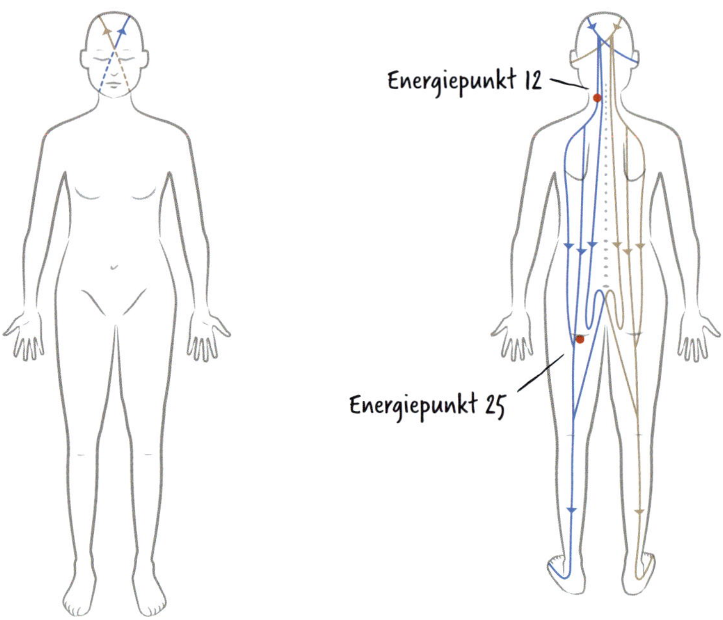

Der Blasenstrom unterstützt die Psyche

- bei Ängsten
- bei Furcht
- bei Mangelbewusstsein
- bei Panik
- bei Phobie
- bei Halsstarrigkeit
- wenn man dickköpfig ist
- wenn man zu Pedanterie neigt
- »giftige« Gedanken zu wandeln

So wird geströmt: **Energiepunkte 12 und 25 halten** – Die Fingerspitzen der linken Hand leicht auf den linken Energiepunkt 25 legen, gleichzeitig die Fingerspitzen der rechten Hand leicht auf den linken Energiepunkt 12 legen. Dann wechseln: Die Fingerspitzen der rechten Hand leicht auf den rechten Energiepunkt 25 legen, gleichzeitig die Fingerspitzen der linken Hand leicht auf den rechten Energiepunkt 12 legen.

Bequeme Strömposition: Im Liegen.

Kurzgriff für zwischendurch: Beide Zeigefinger nacheinander strömen.

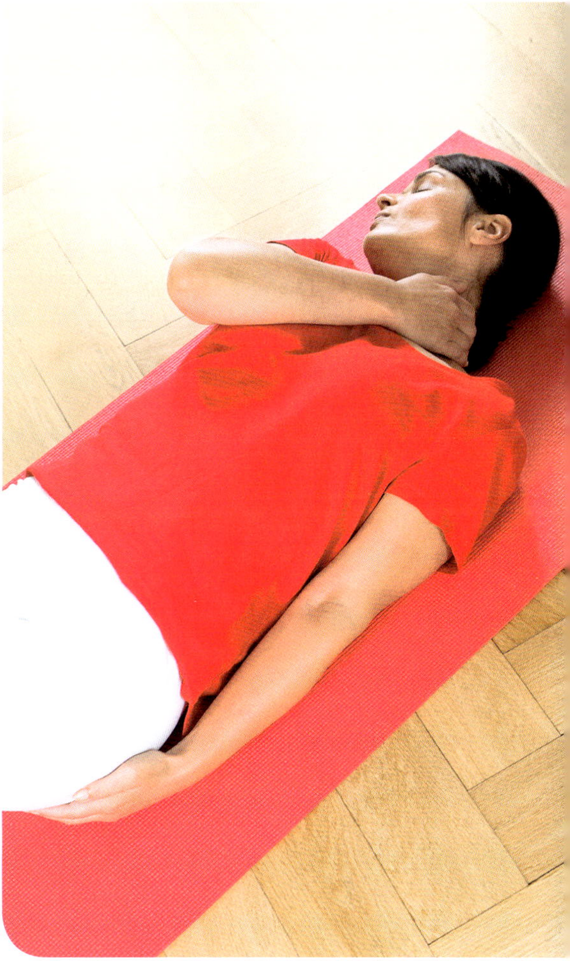

Griffkombination Blasenstrom: Energiepunkte 12 und 25 strömen

Der Nierenstrom

Die Nieren entgiften. Ist die Nierenenergie im Fluss, können sich Mangelgedanken und Ängste nicht festsetzen. Das Strömen hilft, kreativ und mutig neue Wege zu finden. Darüber hinaus bietet dieser Organstrom noch folgende weitere Anwendungsmöglichkeiten:

Der Nierenstrom hilft dem Körper bei

- Bluthochdruck
- der Entgiftung
- der Versorgung der Gebärmutter während der Schwangerschaft
- Gebärmutterproblemen
- Herzproblemen
- Knochenproblemen
- Kreislaufproblemen
- Nierenproblemen
- Ödemen
- Osteoporose
- Problemen der Eierstöcke
- Problemen des unteren Rückens
- Unfruchtbarkeit
- Wechseljahresbeschwerden
- Wirbelproblemen
- Zahnfleischproblemen
- Zahnproblemen

Die Energiebahnen des Nierenstroms

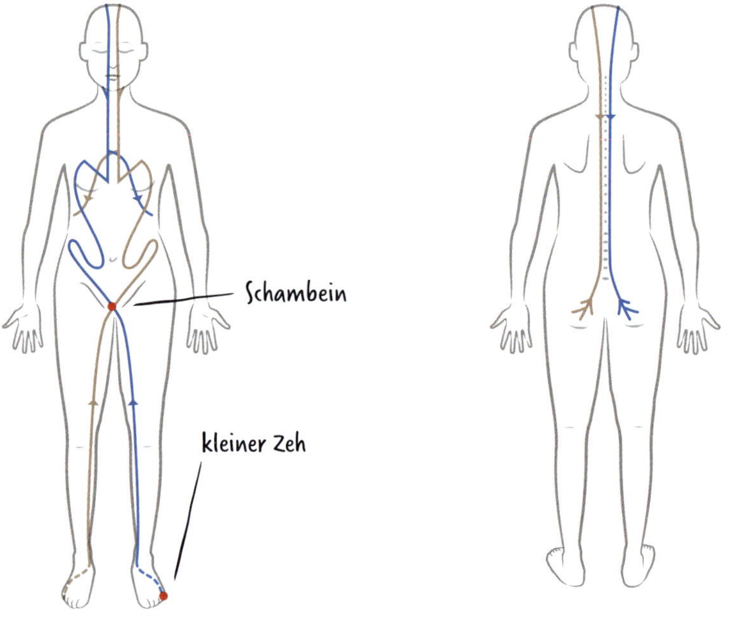

Der Nierenstrom unterstützt die Psyche

- bei Existenzängsten
- bei depressiven Verstimmungen
- wenn man Angst hat, zu sterben
- wenn Unsicherheit die Oberhand hat
- wenn man Schuldgefühle hat
- wenn man Schamgefühle hat
- wenn man sich nicht mag
- wenn man glaubt, sich nichts gönnen zu dürfen
- wenn man glaubt, es dürfe einem nicht wirklich gut gehen
- sich mit der inneren Weisheit zu verbinden
- die Willenskraft zu stärken

So wird geströmt: Kleine Zehen und Schambein halten – Mit den Fingerspitzen der rechten Hand leicht den linken kleinen Zeh halten, gleichzeitig die Fingerspitzen der linken Hand leicht auf das Schambein legen. Dann wechseln: Mit den Fingerspitzen der linken Hand leicht den rechten kleinen Zeh halten, gleichzeitig die Fingerspitzen der rechten Hand leicht auf das Schambein legen.

Bequeme Strömposition: Im Sitzen, dabei den Fuß, der geströmt wird anwinkeln und auf den Ober- oder Unterschenkel des anderen Beines legen.

Kurzgriff für zwischendurch: Beide Zeigefinger nacheinander strömen.

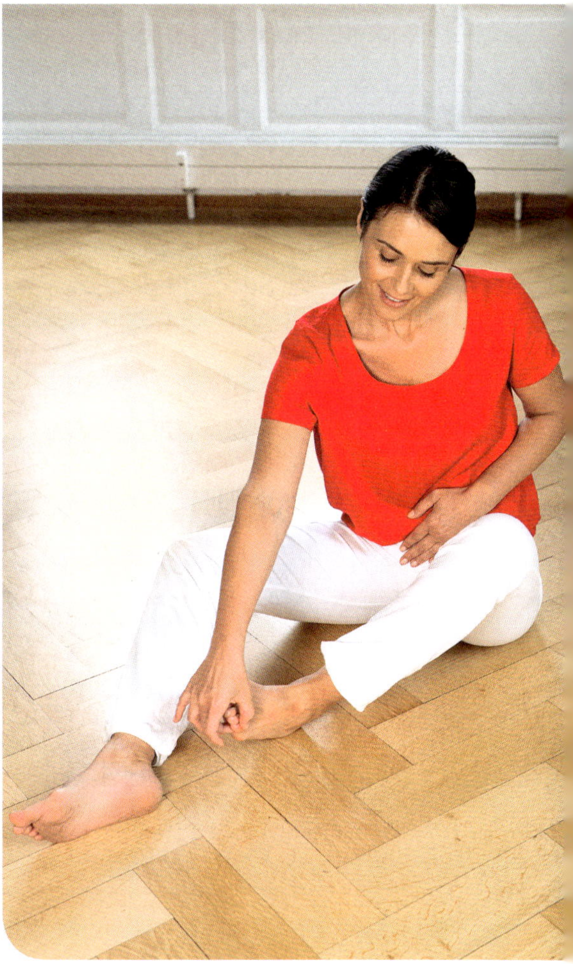

Griffkombination Nierenstrom: kleine Zehen und Schambein strömen

Der Zwerchfellstrom

Das Zwerchfell ist wichtig für die Atmung. Der Zwerchfellstrom unterstützt das Ausatmen und hilft hitzigen Gemütern, wieder in ihre Mitte zu kommen. Darüber hinaus bietet dieser Organstrom noch folgende weitere Anwendungsmöglichkeiten:

Der Zwerchfellstrom hilft dem Körper bei

- Alpträumen
- der Blutzusammensetzung
- Cholesterinspiegel, erhöht
- Diabetes mellitus
- Herz-Kreislauf-Problemen
- Herzproblemen
- Kurzatmigkeit
- Mangel an Vitalität
- Schlaflosigkeit
- ständigem Wechsel von Tag- und Nachtarbeit
- Stauungen im Oberkörper
- Wasseransammlungen
- Thrombose

Die Energiebahnen des Zwerchfellstroms

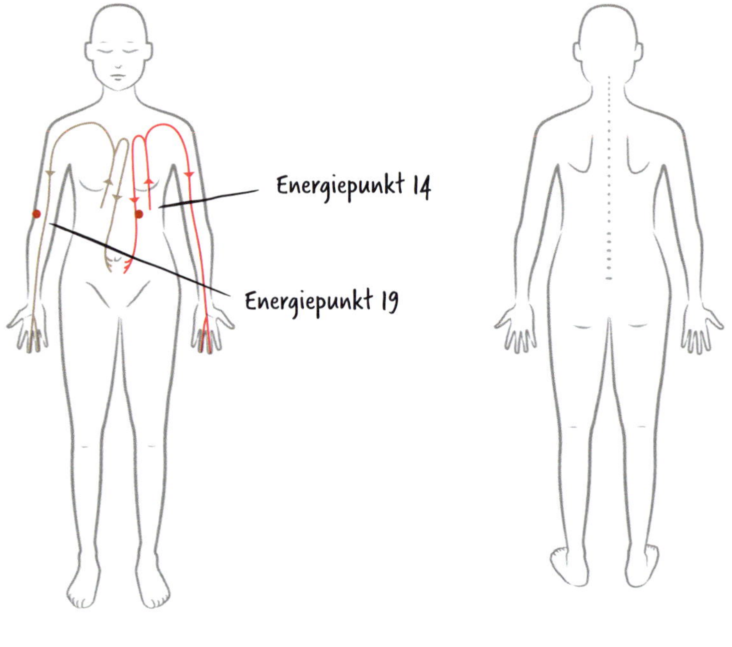

Der Zwerchfellstrom unterstützt die Psyche

- wenn man verzweifelt ist
- wenn man außer sich ist
- wenn die Energie fehlt, nach einem Rückschlag weiterzumachen
- wenn man sehr extrovertiert ist
- bei Angst vor dem Alleinsein

So wird geströmt: **Energiepunkte 14 und 19 halten** – Die Fingerspitzen der linken Hand leicht auf den rechten Energiepunkt 14 legen, gleichzeitig die Fingerspitzen der rechten Hand leicht auf den linken Energiepunkt 19 legen. Dann wechseln: Die Fingerspitzen der rechten Hand leicht auf den linken Energiepunkt 14 legen, gleichzeitig die Fingerspitzen der linken Hand leicht auf den rechten Energiepunkt 19 legen.

Bequeme Strömposition: Im Liegen.

Kurzgriff für Zwischendurch: Die Mitte der Handinnenflächen nacheinander strömen.

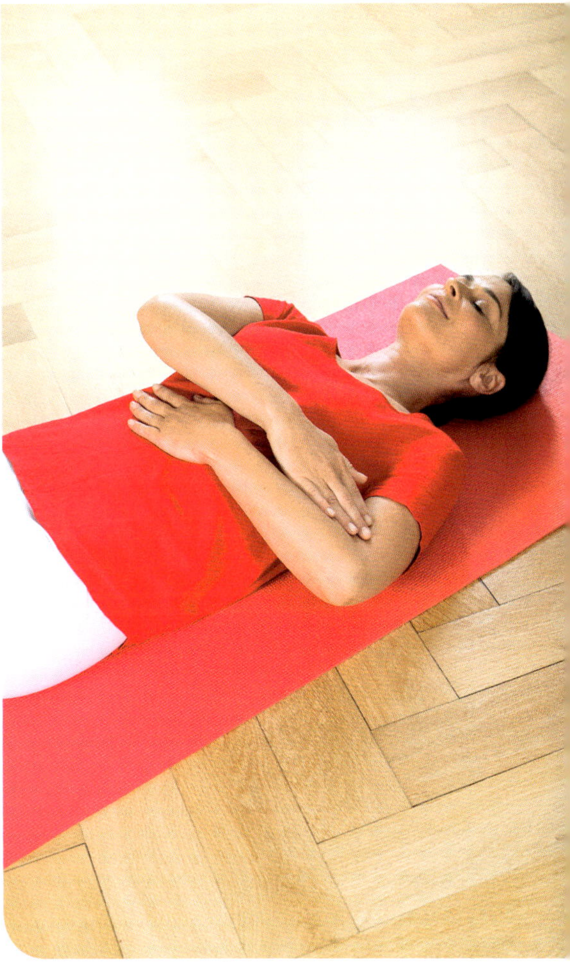

Griffkombination Zwerchfellstrom: Energiepunkte 14 und 19 strömen

Der Nabelstrom

Die Nabelschnur ist die lebenswichtige Verbindung zwischen Mutter und Embryo. Der Nabelstrom unterstützt später den Abnabelungsprozess zwischen Eltern und Kindern sowie zwischen Kindern und Eltern – egal in welchem Alter. Er stärkt das Vertrauen darauf, dass alles, was kommt, einen Sinn hat. Darüber hinaus bietet er noch folgende weitere Anwendungsmöglichkeiten:

Der Nabelstrom hilft dem Körper bei

- Arthritis
- Arthrose
- Burnout
- Energiemangel
- Geburt
- Gelenkbeschwerden
- Hitzewallungen
- Hormonschwankungen
- Hörsturz
- Jetlag
- Kaiserschnitt
- kritischen Krankheiten

Die Energiebahnen des Nabelstroms

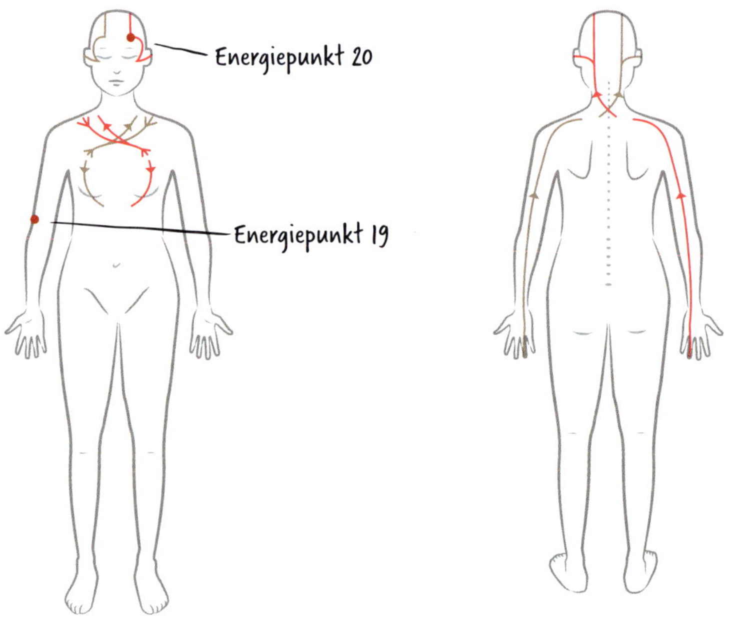

- Ohrgeräuschen
- rheumatischen Beschwerden
- Schmerzen in Schulter und Arm
- Schwangerschaft, unterstützt die Entwicklung des Embryos
- Schweißausbrüchen in der Nacht
- ständigem Wechsel von Tag- und Nachtarbeit
- Stillen
- Temperaturregelung

Der Nabelstrom unterstützt die Psyche

- wenn man introvertiert ist
- Situationen anzunehmen
- Situationen zuzustimmen
- Situationen »richtig« einzuschätzen
- das Bewusstsein für Fülle zu stärken
- demütig zu sein
- das Herz für sich selbst und andere zu öffnen

So wird geströmt: **Energiepunkte 20 und 19 halten** – Die Fingerspitzen der linken Hand leicht auf den rechten Energiepunkt 20 legen, gleichzeitig die Fingerspitzen der rechten Hand leicht auf den linken Energiepunkt 19 legen. Dann wechseln: Die Fingerspitzen der rechten Hand auf den linken Energiepunkt 20 legen, die Fingerspitzen der linken Hand auf den rechten Energiepunkt 19 legen.

Bequeme Strömposition: Angelehnt im Sitzen, dabei die Schultern entspannt.

Kurzgriff für Zwischendurch: Die Mitte der Handinnenflächen nacheinander strömen.

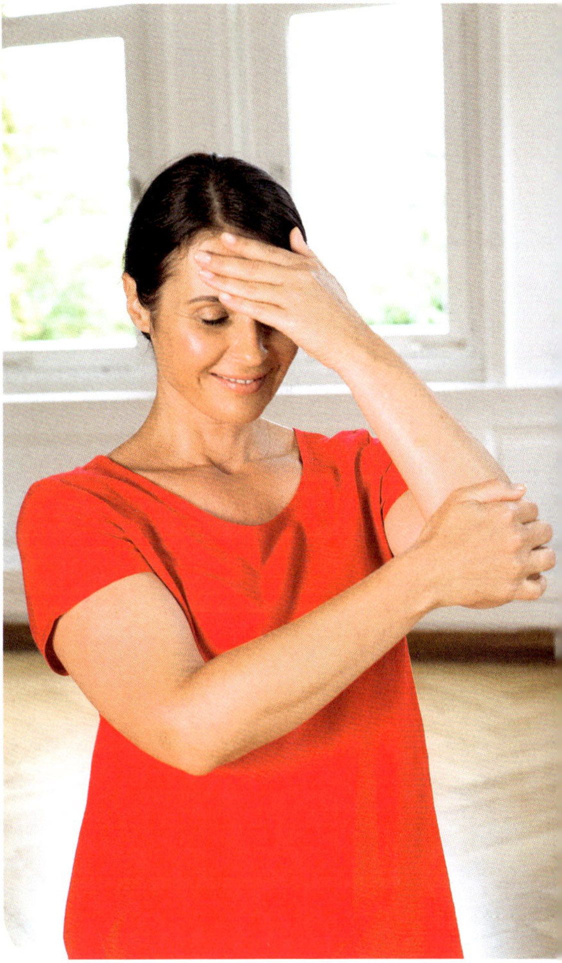

Griffkombination Nabelstrom: Energiepunkte 20 und 19 strömen

Der Gallenstrom

Dieser Strom unterstützt die Galle bei der Fettverdauung. Er hilft bei der Verarbeitung von Emotionen, wie ständigem Ärgern oder häufiger Wut, und sorgt dafür, dass sich diese Gefühle nicht festsetzen und verhärten können. Darüber hinaus bietet er folgende weitere Anwendungsmöglichkeiten:

Der Gallenstrom hilft dem Körper bei

- Alpträumen
- Arthrose
- Blähungen
- Gallenbeschwerden
- häufigem Aufstoßen
- Hexenschuss
- Hüftgelenksbeschwerden
- Ischiasbeschwerden
- Kopfschmerz, seitlich
- Kreuzschmerzen
- Migräne
- Schmerzen an den Körperseiten
- Verdauungsbeschwerden
- Zähneknirschen

Die Energiebahnen des Gallenstroms

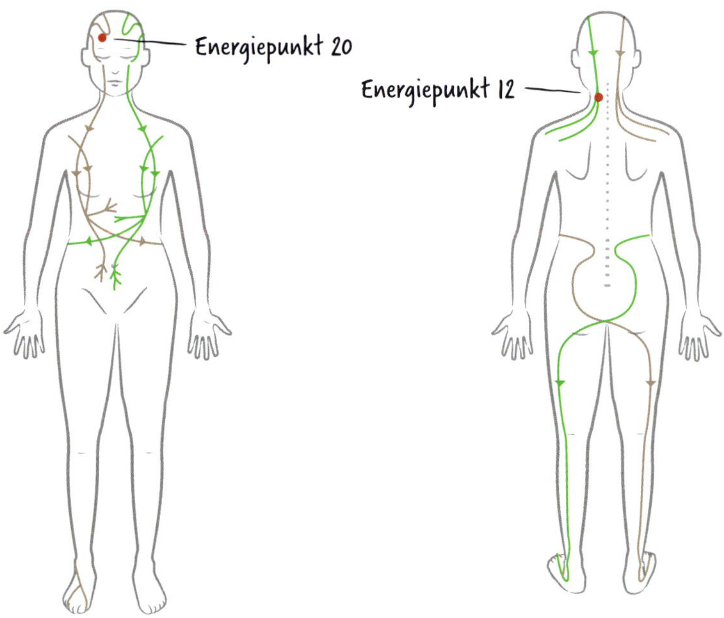

Der Gallenstrom unterstützt die Psyche

- wenn man oft unbeherrscht und aggressiv ist
- wenn man Gefühle nicht ausdrücken kann
- Hass aufzulösen
- Wut aufzulösen
- Entscheidungen zu treffen
- das Durchhaltevermögen zu stärken
- Commitment für Dinge zu haben
- bei häufigem Gefühl der Ohnmacht
- festgefahrene Gefühle aufzulösen
- flexibel zu sein
- den »Mit-dem-Kopf-durch-die-Wand«-Mechanismus zu stoppen

So wird geströmt: **Energiepunkte 12 und 20 halten** – Die Fingerspitzen der linken Hand leicht auf den linken Energiepunkt 12 legen, gleichzeitig die Fingerspitzen der rechten Hand leicht auf den rechten Energiepunkt 20 legen. Dann wechseln: Die Fingerspitzen der rechten Hand leicht auf den rechten Energiepunkt 12 legen, gleichzeitig die Fingerspitzen der linken Hand leicht auf den linken Energiepunkt 20 legen.

Bequeme Strömposition: Angelehnt im Sitzen, dabei die Ellenbogen locker hängen lassen.

Kurzgriff für Zwischendurch: Beide Mittelfinger nacheinander strömen.

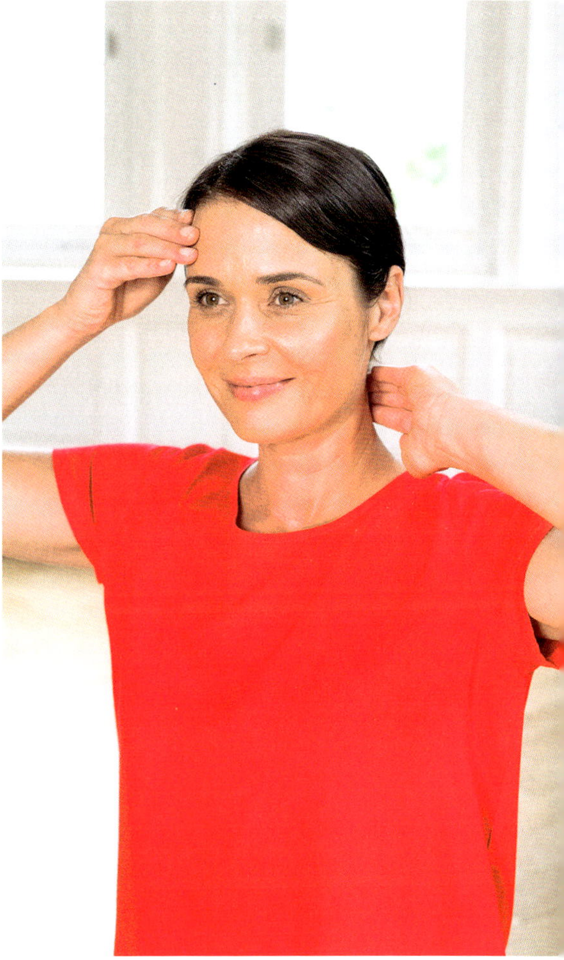

Griffkombination Gallenstrom: Energiepunkte 12 und 20 strömen

Der Leberstrom

Die Leber ist ein Speicher- und Entgiftungsorgan. Der Leberstrom unterstützt das Organ und hilft, negative Gefühle auszudrücken sowie giftige Gedanken zu wandeln. Solche Gemütszustände sind anstrengend und blockieren unsere Intuition und Flexibilität. Darüber hinaus bietet der Leberstrom noch folgende weitere Anwendungsmöglichkeiten:

Der Leberstrom hilft dem Körper bei

- Allergien
- Augenbeschwerden
- Beweglichkeit und Geschmeidigkeit
- Gicht
- Heuschnupfen
- Hüftbeschwerden
- Kurzsichtigkeit
- Leberbeschwerden
- prämenstruellem Syndrom
- Schilddrüsenbeschwerden
- Schmerzen während der Geburt
- starker Menstruation
- Verdauungsproblemen
- Weitsichtigkeit

Die Energiebahnen des Leberstroms

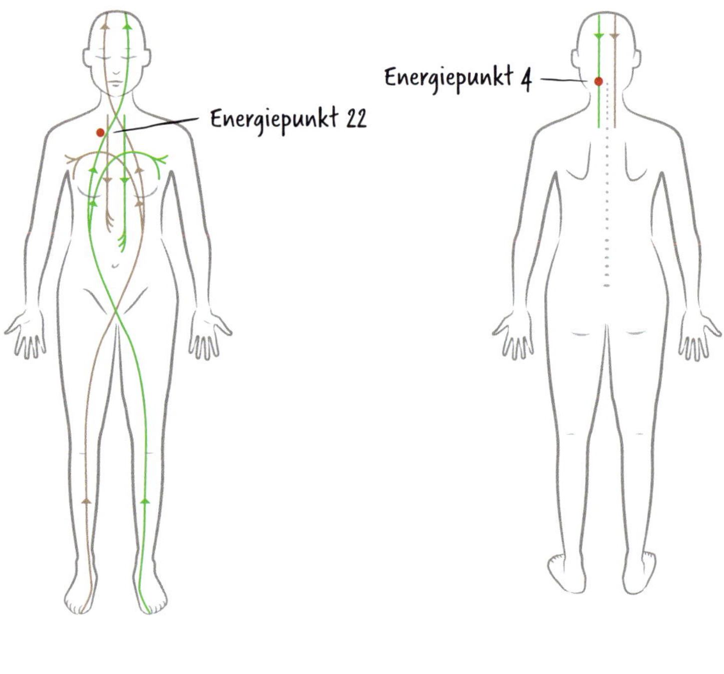

Der Leberstrom unterstützt die Psyche

- bei der inneren Einkehr
- Ärger aufzulösen
- Wut aufzulösen
- Aggression aufzulösen
- Frustration aufzulösen
- depressive Verstimmung aufzulösen
- kreativ zu sein
- Gefühle nicht zu unterdrücken
- sich zu zeigen, aus sich herauszugehen
- die Intuition zu stärken
- flexibel zu bleiben

So wird geströmt: **Energiepunkte 4 und 22 halten** – Die Fingerspitzen der linken Hand leicht auf den linken Energiepunkt 4 legen, gleichzeitig die Fingerspitzen der rechten Hand leicht auf den rechten Energiepunkt 22 legen. Dann wechseln: Die Fingerspitzen der rechten Hand leicht auf den rechten Energiepunkt 4 legen, gleichzeitig die Fingerspitzen der linken Hand leicht auf den linken Energiepunkt 22 legen.

Bequeme Strömposition: Angelehnt im Sitzen, dabei die Ellenbogen locker hängen lassen.

Kurzgriff für Zwischendurch: Beide Mittelfinger nacheinander strömen.

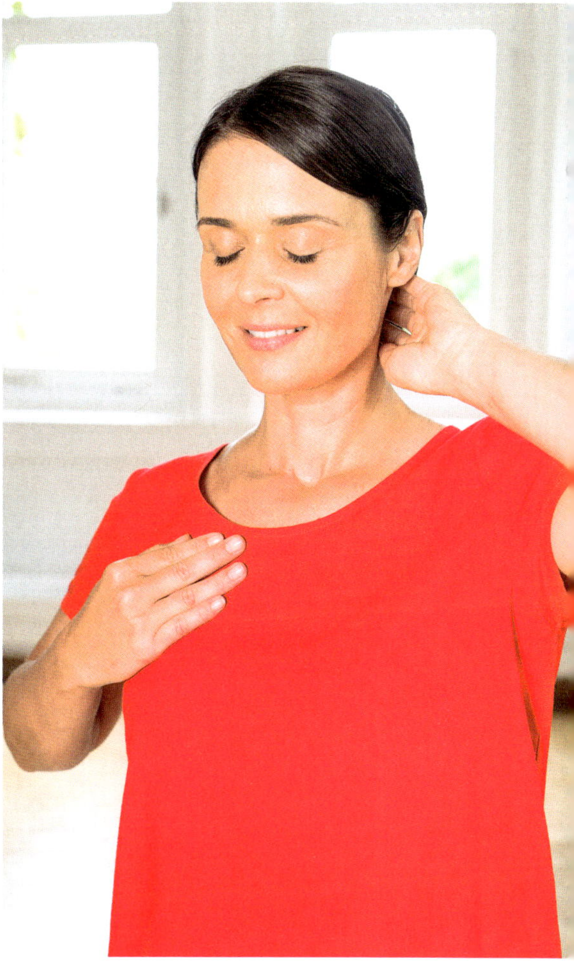

Griffkombination Leberstrom: Energiepunkte 4 und 22 strömen

Stichwortverzeichnis

Bibliografische Information der Deutschen Nationalbibliothek
Die Deutsche Nationalbibliothek verzeichnet diese Publikation in der Deutschen Nationalbibliografie; detaillierte bibliografische Daten sind im Internet über http://dnb.d-nb.de abrufbar.

Programmplanung: Celestina Filbrandt
Projektmanagement: Anja Bippus
Redaktion: Magdalena Kieser
Bildredaktion: Christoph Frick, Caroline Merdian

Umschlaggestaltung und Layout:
CYCLUS · Visuelle Kommunikation, Stuttgart

Bildnachweis:
Umschlagfoto und Bild S. 3:
Fotografie: Holger Münch, Stuttgart;
Hintergrund: © iStock.com/desifoto
Fotos im Innenteil: Holger Münch, Stuttgart
Autorenfotos: S. 2 oben Franziska Voigtmann, Atelier Blickwinkel; unten Julia Malcher
Zeichnungen: Claudia Krug
Die abgebildeten Personen haben in keiner Weise etwas mit der Krankheit zu tun.

1. Auflage 2021

www.trias-verlag.de

Printed in Germany

Satz und Repro: Fotosatz Buck, Kumhausen
Gesetzt in Adobe Indesign CS6
Druck: AZ Druck und Datentechnik GmbH, Kempten

Gedruckt auf chlorfrei gebleichtem Papier

ISBN 978-3-432-11213-8 1 2 3 4 5 6

Auch erhältlich als E-Book:
eISBN (ePub) 978-3-432-11214-5

Neue Power durch Yoga

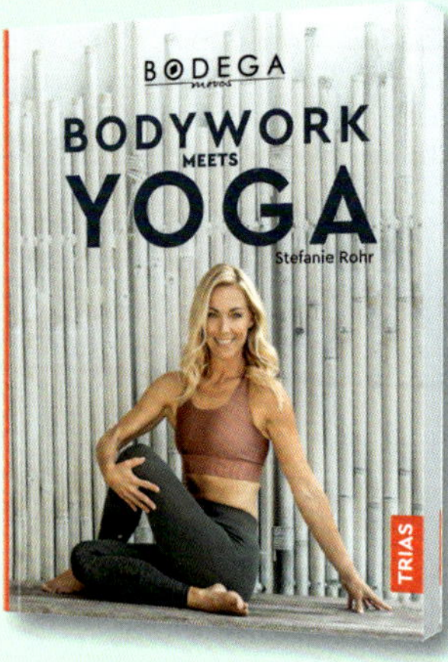

Nachhaltige Gesundheit – mehr Vitalität

Stefanie Rohr
BODEGA moves® – Bodywork meets Yoga
€ 19,99 [D] / € 20,60 [A] · ISBN 978-3-432-10889-6

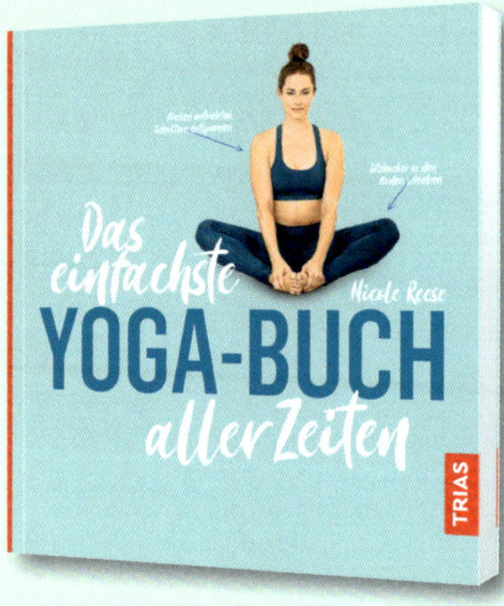

Leichter geht es nicht!

Nicole Reese
Das einfachste Yoga-Buch aller Zeiten
€ 16,99 [D] / € 17,50 [A] · ISBN 978-3-432-10987-9

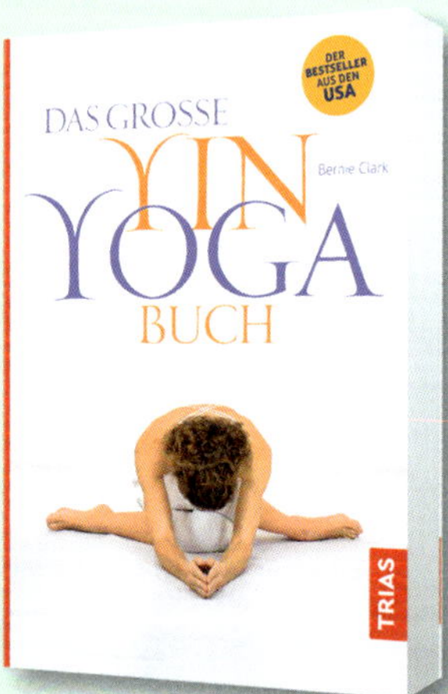

Die Tiefendimension des Yoga

Bernie Clark
Das große Yin-Yoga-Buch
€ 24,99 [D] / € 25,70 [A] · ISBN 978-3-432-10551-2

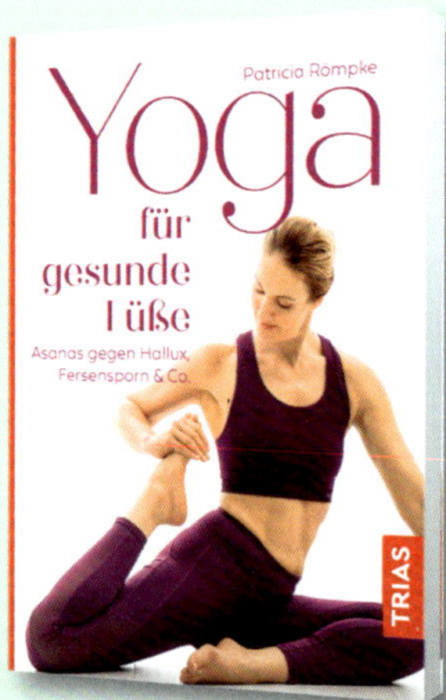

Asanas gegen Hallux, Fersensporn & Co

Patricia Römpke
Yoga für gesunde Füße
€ 12,99 [D] / € 13,40 [A] · ISBN 978-3-432-10969-5

Bequem bestellen über
www.trias-verlag.de
versandkostenfrei
innerhalb Deutschlands

TRIAS